Toni Poll

Pflegeanleitung Urologie – Basiswissen

Mit 23 Abbildungen und 9 Tabellen

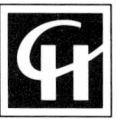

CHAPMAN & HALL
London · Glasgow · Weinheim · New York
Tokyo · Melbourne · Madras

Dr. med. Toni Poll
Funktionsoberarzt der Urologischen Abteilung
Katholisches Klinikum Duisburg
Akademisches Lehrkrankenhaus der Universität Düsseldorf
Marienhospital
Wanheimer Str. 167 a, D-47053 Duisburg

Sämtliche Abbildungen entnommen aus Alken P., Walz P. H. (Hrsg.), Urologie, Chapman & Hall, 1992.

© Chapman & Hall GmbH, D-69469 Weinheim (Bundesrepublik Deutschland), 1997

Die Deutsche Bibliothek – CIP-Einheitsaufnahme
Poll, Toni: Pflegeanleitung Urologie : Basiswissen ; mit 9 Tabellen / Toni Poll. – London ; Glasgow ; Weinheim ; New York ; Tokyo ; Melbourne ; Madras : Chapman and Hall, 1997
ISBN 3-8261-0065-4

Herstellung: PRO EDIT GmbH, D-69126 Heidelberg
Satz: Mitterweger Werksatz GmbH, D-68723 Plankstadt
Druck: Zechnersche Buchdruckerei, D-67346 Speyer
Printed in the Federal Republic of Germany
Gedruckt auf säurefreiem Papier

Vorwort

„Nichts ist so einfach, wie es aussieht." ... „Wenn etwas schiefgehen kann, dann geht es auch schief." (Murphy)

Diese Zusammenstellung über urologische Routinesituationen, Eingriffe und Notfälle richtet sich in erster Linie an alle, die zum ersten Mal auf dieses klinische Fach treffen und rasch fundiertere Informationen benötigen, um sich besser in die Alltagsarbeit dieser doch stark spezialisierten Disziplin einbringen zu können.

Dem Alltag einer urologischen Praxis, urologischen Station oder jeder anderen Station mit urologischen Patienten sollen die nachfolgenden Ausführungen eine Hilfe zur Einarbeitung und Standardisierung sein. Eine Lektüre der Fachliteratur oder praktische Erfahrung soll und kann diese Darstellung nicht ersetzen. Die genannten Vorgehensweisen stellen Vorschläge dar, deren Praktikabilität sich über Jahre bewährt hat. Die checklistenartige Form soll das Überprüfen von Routinevorgängen auf Vollständigkeit erleichtern. Da medizinische Alltagsarbeit einem zwar langsamen aber dafür ständigen Wandel unterworfen zu sein scheint, würde ich mich über konstruktive Kritik sehr freuen.

Ehrlich empfundene Dankbarkeit möchte ich meinen Lehrern G. Fröhlich und G. Mast, den „urologischen" Arzthelferinnen, Schwestern und Pflegern, mit denen ich bisher zusammengearbeitet habe, und meinen ärztlichen Kollegen, die ihre Erfahrung mit mir geteilt haben, gegenüber ausdrücken.

Köln, im März 1996   T. POLL

Inhalt

Einleitung

Die im folgenden gemachten Vorschläge für die Vorbereitung urologischer Eingriffe und die Nachbehandlung sollen nicht als starres Schema verstanden werden. In einzelnen Fällen kann und muß sogar anders vorgegangen werden. Es wäre allerdings zu fordern, daß die Gründe für ein solches abweichendes Vorgehen dokumentiert und damit nachvollziehbar sind.

Die Abschnitte über die möglichen Komplikationen sind bewußt knapp gehalten und erheben daher naturgemäß keinen Anspruch auf Vollständigkeit: Die allgemeinen Komplikationen von medizinischen Eingriffen (Blutung, Bluterguß, Wundinfektion, Beinvenenthrombose, Lungenembolie, notwendige Transfusion von Erythrozytenkonzentraten mit ihrer Gefahr von Infektionen wie Hepatitis und AIDS, notwendige Erweiterungen des Eingriffs und Nebeneingriffe, Lungenentzündungen, Medikamentenunverträglichkeiten) sind nicht jedesmal aufgeführt um Wiederholungen zu vermeiden.

Nach meiner persönlichen Erfahrung steckt ein großes Potential an Einsparungen von vermeidbaren Doppeluntersuchungen in der optimalen Ausnutzung von (ambulanten) Voruntersuchungen, bereits bestehenden Patientenakten und kompetenter Anamnese vor Einleitung der „Routine".

Es wurden keineswegs nur die speziell pflegerischen Aufgaben aufgeführt, um den Blick für das Ganze nicht zu gefährden. Das für den Patienten so wichtige Gefühl von kompetenter Betreuung von Anfang an kann nur entstehen, wenn er sich einem gut aufeinander eingespielten mühelos zusammenarbeitenden Team aus Pflegekräften und Ärzten gegenübersieht. Dieser zugegebenerweise etwas utopisch anmutenden Vorstellung steht jedes schulterzuckende „Weiß ich auch nicht – Bin ich nicht für zuständig" im Wege. Eine vollständige Aufführung aller Eingriffe erschien mir aus Gründen der Übersichtlichkeit nicht sinnvoll, weswegen ich mich auf die meiner Meinung nach häufigsten oder typischen Eingriffe beschränkt habe.

1 Diagnostik

1.1 Urethrozystoskopie

Prinzip

Nach sorgfältiger Desinfektion und Gabe eines lokalanästhetikumhaltigen Gleitmittels (Instillagel) wird das starre oder flexible Zystoskop (Abb. 1) durch die Harnröhre in die Blase unter Sicht vorgeschoben (bei Frauen blindes Einführen des mit einem Obturator versehenen Zystoskops). Es erfolgt dann eine endoskopische Beurteilung der Blase, des Blasenhalses, des Schließmuskels und der Harnröhre. Erforderlichenfalls kann aus vorgefundenen Geweben eine Probe entnommen werden. Bei Kindern und jungen Männern muß die Untersuchung ggf. in Narkose oder Sedierung erfolgen. Gängige Kaliber für starre Instrumente sind 15,5–23,5 Ch, Kinderinstrumente 8–11 Ch, flexible Instru-

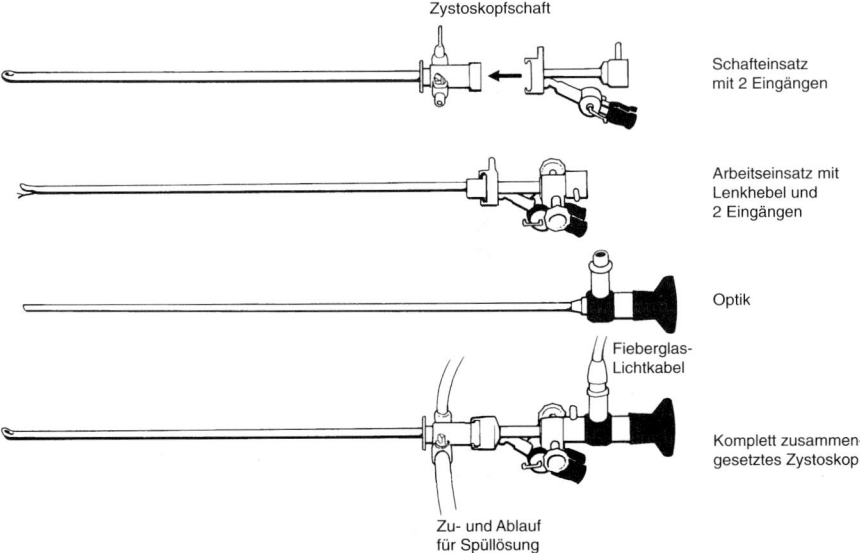

Abb. 1. Schematischer Aufbau eines Zytoskops

mente 15–20 Ch. Zur reinen Diagnostik werden überwiegend dünnere, für Tamponadenausräumungen, Probeentnahmen, retrograde Darstellungen etc. eher stärkere Instrumentumfänge benötigt. Eine Spezialität stellt die Kondomzystoskopie dar, bei der über das Instrument ein Kondom gestülpt und zugebunden wird um bei großen Urogenitalfisteln zur vermeiden, daß die Spülflüssigkeit sofort wieder durch die Fistel abfließt.

Vorbereitung

- Eine besondere Vorbereitung ist in der Regel nicht erforderlich, da keine (abgesehen vom lokalanästhetischen Gleitmittel) Anästhesie erfolgt
- Patienten mit einem akuten, nicht anbehandelten Harnwegsinfekt sollten erst nach Anbehandlung, besser nach Infektsanierung untersucht werden
- In Ausnahmefällen (interstitielle Zystitis, Kinder) kann die Untersuchung nur in Narkose vorgenommen werden, die entsprechend vorbereitet werden muß: Op.-Labor (s. unter häufig benötigte Laborparameter), EKG (bei Patienten über 30 Jahren, nicht älter als ein ½ Jahr), Röntgen – Thorax (ab 60 Jahren), Zusatzuntersuchungen je nach Vorgeschichte
- Risikopatienten (mit Herzklappen- oder Gefäßprothesen etc.) sollten eine Antibiotikaprophylaxe erhalten.

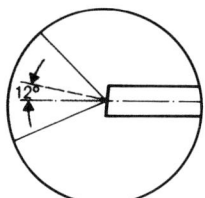 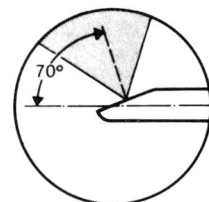

Abb. 2. Blickrichtungen der Zystoskopoptik

Mögliche Komplikationen

- Kurzfristig: Brennen beim Wasserlassen, gehäufter Harndrang
- Entwicklung einer Harnwegsinfektion (Urinkontrolle), Verschlimmerung einer vorbestehenden Harnwegsinfektion
- Hämaturie von geringem Ausmaß, vor allem nach Biopsie – Entnahme

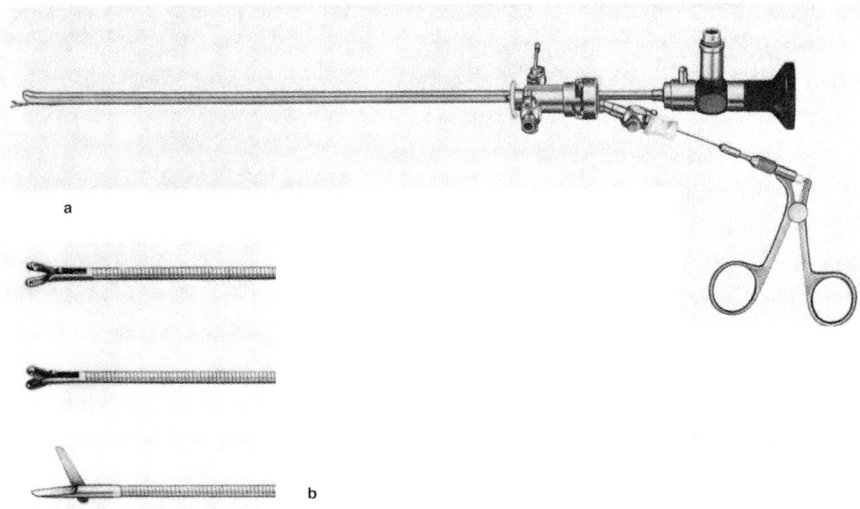

Abb. 3 a, b. Instrumentierung durch das Zystoskop. **a** Prinzip der Instrumentation durch einen Arbeitskanal des Zystoskops. **b** Verschiedene Instrumente

1.2 Retrogrades Pyelogramm

Prinzip

Im Rahmen einer Zystoskopie wird ein Ureterenkatheter (UK) in einen Harnleiter unterschiedlich weit vorgeschoben. Über diesen wird dann Kontrastmittel in den Harnleiter und das oberhalb liegende Nierenbekkenkelchsystem der zugehörigen Niere gegeben. Interessierende Befunde werden mittels Röntgenaufnahmen dokumentiert (Abb. 4). Über die Untersuchung wird bezüglich der Dauer und des Ausmaßes der Strahlenbelastung sowie des medizinischen Befunds ein Protokoll erstellt. Unter bestimmten Umständen wird der Ureterenkatheter nach der Untersuchung belassen (s. Abschn. Ureterenkatheter). Verschiedene Formen von Ureterenkathetern und hiervon abgeleiteten Sonden zeigt Abb. 5.

Vorbereitung

- Eine besondere Vorbereitung ist in der Regel nicht erforderlich, da keine (abgesehen vom lokalanästhetischen Gleitmittel) Anästhesie erfolgt
- Ängstliche Patienten sollten 30–60 min vor dem Eingriff ein Beruhigungsmittel erhalten

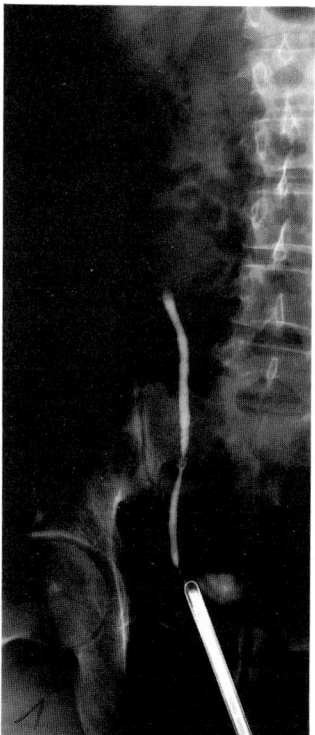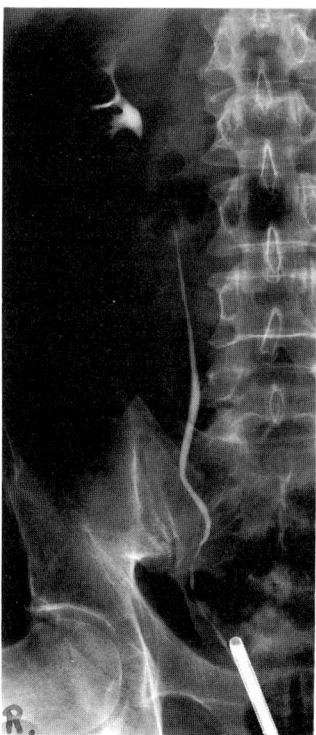

Abb. 4.   Retrogrades Pyelogramm

- Bei zu erwartender längerdauernder Untersuchung oder geplanter Einlage einer Zeiss-Schlinge, einer Harnleiterschiene o. ä. sollte der Patient nüchtern sein
- Patienten sollten auf Abruf mit kompletten Unterlagen (Akte, Röntgenbilder, wenn angeordnet: Antibiotikum und/oder Schmerzmittel) im Op.-Hemd und auf einer Trage oder im Bett in den urologischen Röntgenraum gebracht werden, wo diese Untersuchung in aller Regel stattfinden wird
- Patienten, bei denen eine infizierte Harnstauungsniere vermutet wird, und Risikopatienten sollten eine Antibiotikaprophylaxe erhalten
- Wie bei allen Röntgenuntersuchungen muß eine Schwangerschaft bei Frauen im gebärfähigen Alter (bei Unsicherheit mittels Serum-β-HCG) ausgeschlossen werden

Nachbehandlung

- Falls der Ureterenkatheter liegenbleibt s. Abschn. Ureterenkatheter

Mögliche Komplikationen

- s. Urethrozystoskopie
- Fornixruptur / Kontrastmittelextravasat: Austritt von kontrastmittel-haltigem Urin aus dem NBKS oder Harnleiter; heilt meist unter einer Harnableitung über Ureterenkatheter oder perkutaner Nephrosto-mie rasch und folgenlos aus
- Selten: Harnleiterverletzung (Ureterenkatheter bleibt dann in aller Regel liegen bzw. es muß eine andere Urinableitung z. B. über eine perkutane Nephrostomie geschaffen werden)
- Sehr selten: Kontrastmittelallergie (KM gelangt bei normalem Unter-suchungsablauf nur in sehr geringer Menge in den Körperkreislauf)

1.3 Urethrozystogramm

Prinzip

Röntgendarstellung von Harnröhre und Blase durch Einspritzen von Kontrastmittel in die Harnröhre über die äußere Harnröhrenöffnung (Meatus)

Vorbereitung

- Operationen oder sonstige Verletzungen der Harnröhre sollten einige Zeit zurückliegen
- Urinkontrolle, um eine akute Harnwegsinfektion auszuschließen, die verschlimmert werden könnte

Mögliche Komplikationen

- Leichte Hämaturie, Brennen beim Wasserlassen für kurze Zeit
- Harnwegsinfektion
- Selten: anaphylaktischer Schock, Kontrastmittelüberempfindlichkeit, Urosepsis

1.4 Miktionszystourethrogramm

Prinzip

- Röntgendarstellung von Blase und Harnröhre durch Auffüllen der Blase mit Kontrastmittel (mittels Katheter oder selten Blasenpunk-tion) und anschließende Beobachtung des Wasserlassens unter

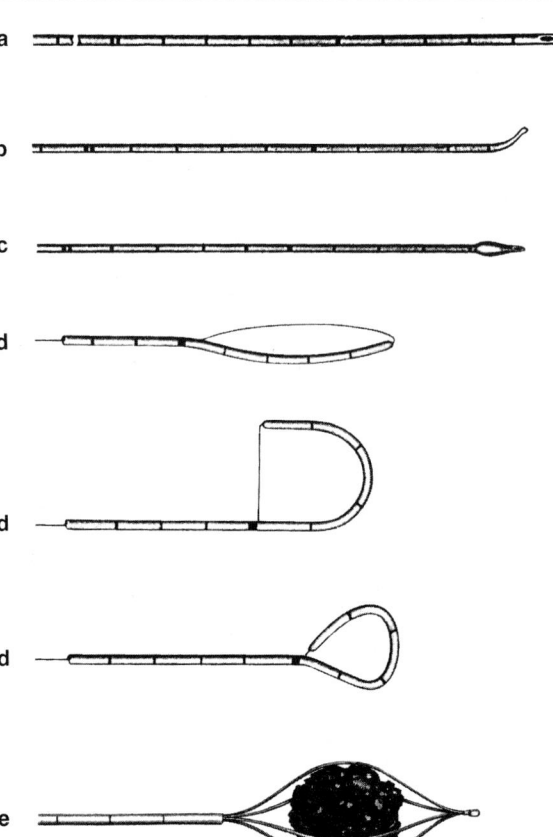

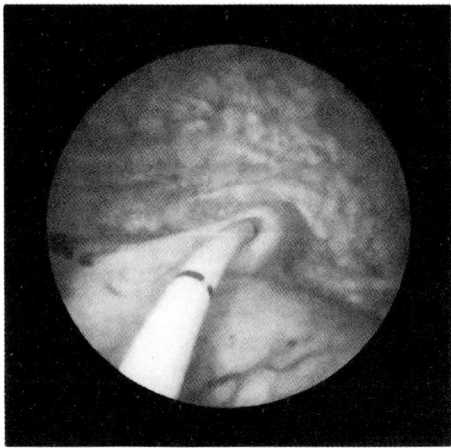

Abb. 5 a–g. Zusatzinstrumente für die Ureter- und Nierendiagnostik. **a** Ureterkatheter (UK) mit Neſaton-Spitze; **b** Ureterkatheter mit Tiemann-Spitze; **c** Chevassu-Katheter zur Okklusion des Ureterostiums; **d** Zeiss-Steinschlinge; **e** Dormia-Steinfaßkörbchen; **f** Bürstenkatheter zur Zytologieentnahme; **g** endoskopisches Bild eines in das Ureterostium eingeführten Katheters

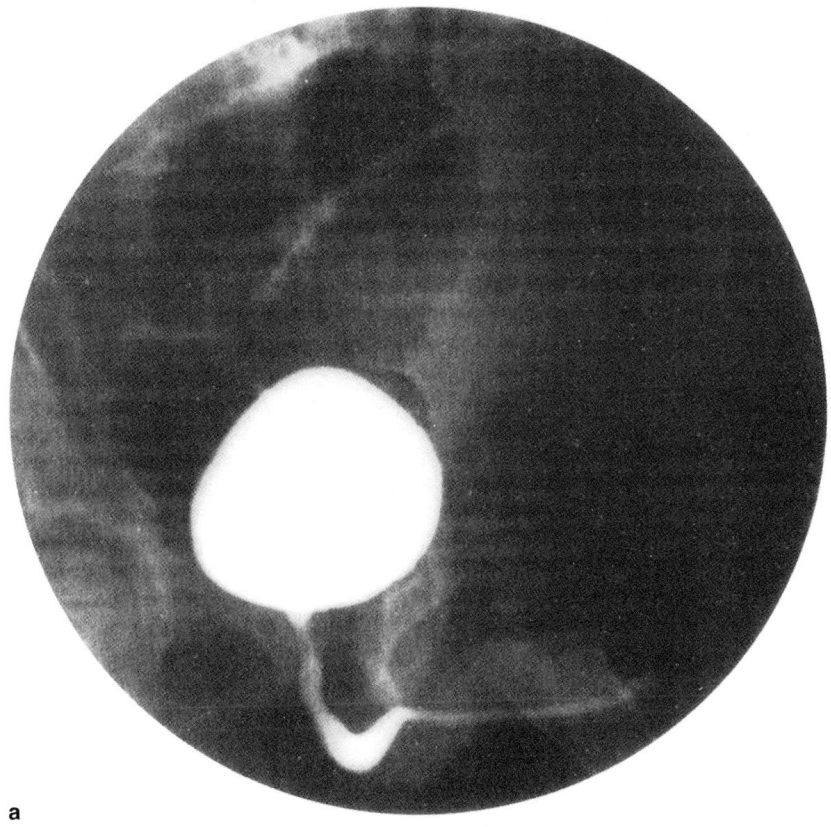

a

Abb. 6 a, b. Röntgen: Normales Miktionszystourethrogramm in Lauenstein-Lage. 1 pars prostatica, 2 colliculus seminalis, 3 pars membranacea, 4 pars bulbosa, 5 pars pendulans. Der winkelige Übergang zwischen der pars bulbosa und der pars pendulans wird durch die Kante einer Urinflasche hervorgerufen

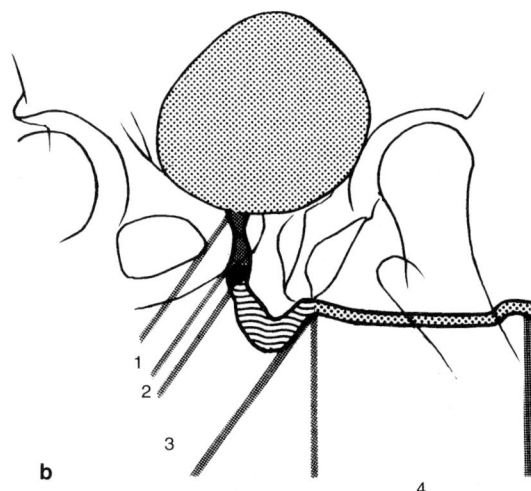

b

Durchleuchtung (wenn Durchleuchtungsmöglichkeit vorhanden) mit
Darstellung der Harnröhre
- Standarduntersuchung zur Aufdeckung eines Refluxes (Zurückflie-
  ßen des Urins aus der Blase in den Harnleiter oder in das Nierenbek-
  ken bei defektem Ventilmechanismus der Harnleitermündung in die
  Blase)
- Normalbefund s. Abb. 6

Vorbereitung

- Urinkontrolle sollte vorliegen
- Bei Frauen im gebärfähigen Alter sollte eine Schwangerschaft ausgeschlossen sein

Mögliche Komplikationen

- Leichte Hämaturie, Brennen beim Wasserlassen für kurze Zeit
- Harnwegsinfektion
- Kontrastmittelüberempfindlichkeit (sehr selten, praktisch nicht zu
  erwarten)

1.5 Ausscheidungsurogramm

Prinzip

Röntgendarstellung der Nieren, der Nierenbeckenkelchsysteme, der
Harnleiter und der Blase mittels Kontrastmittel, das per Infusion zuge-
führt und dann über die Nieren ausgeschieden wird. Andere Bezeich-
nungen für diese Untersuchung: i. v.-Pyelogramm (IVP, sachlich falsch),
Urogramm, AUR, AUG

Vorbereitung

- Anamnese zu den Punkten Kontrastmittelallergie, Schilddrüsenüber-
  funktion und Schwangerschaft (im Zweifelsfall immer erst Serum-β-
  HCG bestimmen) muß vorliegen
- Serumkreatininwert sollte bekannt sein (bei Krea > 2,0 kaum noch
  verwertbare Aufnahmen und Gefahr der Nierenschädigung)
- Aufklärung des Patienten und Einholen der Einwilligung durch den
  zuständigen Arzt
- Während einer akuten Kolik sollte nach Möglichkeit kein Ausscheidungsurogramm angefertigt werden, da das Kontrastmittel harntrei-

bend wirkt und die Kolik verstärken, in seltenen Fällen dann auch das Nierenbeckenkelchsystem zum Platzen (Fornixruptur, s. urologische Fachwörter) bringen kann.
- Abführen am Vortag (z. B. 2 Drg. eines gängigen Abführmittels), evtl. zusätzlich ein entblähendes Medikament einsetzen
- Ab dem Vorabend Patienten nüchtern lassen
- Trinken bis 22 Uhr am Vorabend (danach nicht mehr; auch etwaige Infusionen so langsam wie irgend vertretbar laufen lassen: je stärker die Konzentrationsleistung der Nieren zum Zeitpunkt der Untersuchung, desto besser die Bildqualität; starke Urinausscheidung zum Zeitpunkt der Untersuchung führt zu deutlicher Verdünnung des Kontrastmittels und damit zu flauen, wenig aussagekräftigen Bildern)
- Am Untersuchungsmorgen nicht essen, nicht trinken, nicht rauchen
- Unmittelbar vor der Untersuchung Blase entleeren, bzw. bei Katheterträgern den Katheter abklemmen
- Bei dringender Indikation müssen Nüchternheit und Abführen nicht unbedingt eingehalten werden

Mögliche Komplikationen

- Kontrastmittelüberempfindlichkeit (Allergie)
  - Selten: (ca. 1 : 40000) lebensbedrohliche Reaktion: Anaphylaxie, Herz-Kreislauf-Stillstand
  - Noch seltener schwere Reaktion der Atemwege: Larynxödem / Lungenödem
  - Häufiger (ca. 5–10 % der Urogramme) milde generalisierte Reaktionen (Ausschläge, Urtikaria, periorbitales oder periorales Ödem, zeitweilige Übelkeit und Erbrechen, generalisiertes Jucken, Synkopen)
  - Weitere Einzelheiten und Behandlung s. Abschn. Kontrastmittelallergie
- Akute Harnleiterkolik (bzw. Verschlimmerung einer bestehenden Kolik)
- Fornixruptur: Austritt von kontrastmittelhaltigem Urin aus dem NBKS; heilt meist unter einer Harnableitung über Ureterenkatheter oder perkutaner Nephrostomie rasch und folgenlos aus

Untersuchungsablauf

1. Abdomenübersichtsaufnahme im Liegen (sog. Leeraufnahme: schlechter Fachausdruck)
2. Intravenöse Gabe von 20–30 ml eines jodhaltigen Kontrastmittels über eine Verweilkanüle
3. Aufnahme nach 5 min

4. Aufnahme nach 15 min
5. Ggf. Aufnahme nach Blasenentleerung („Restharnaufnahme"; Restharnbestimmung ohne Strahlenbelastung sonographisch möglich)
6. Ggf. Spätaufnahmen (30 min – 1 h – 3 h – 6 h – 12 h – 24 h) bei Abfluß-
   verzögerung
   (vor jeder Spätaufnahme den Patienten bitten, die Blase zu entleeren
   um möglichst eine Überlagerung des unteren Harnleiteranteils durch
   die kontrastmittelgefüllte Harnblase zu vermeiden)
- Ggf. Stehaufnahme bei V. a. Senkniere
- Unter „Frühaufnahmen" werden Aufnahmen nach 1, 2 und 3 min
  verstanden; solche Aufnahmen werden wegen zu geringer Genauig-
  keit und besserer anderer Diagnosemöglichkeiten einer Nierenarte-
  rienstenose nicht mehr gemacht

1.6 Prostatabiopsie

Prinzip

Gewebeentnahme aus der Prostata mittels Biopsienadel (Tru-Cut-
Nadel), die durch den After (transrektal) oder durch den Damm (trans-
perineal) mittels tastendem Finger oder Ultraschallsonde an das Organ
herangeführt wird (Abb. 7). Das Einstechen und Zurückziehen der
Nadel kann mittels Biopsierhilfe geschehen. Standardmethode zum
Nachweis eines Prostatakarzinoms.

Vorbereitung

- Aufklärung des Patienten über den Eingriff und Einholen seiner Ein-
  willigung durch den zuständigen Arzt
- Anamnese, körperliche Untersuchung (inkl. rektale Palpation),
  Urinkontrolle und PSA-Wert sollten vorliegen
- In einen akuten Harnwegsinfekt hinein sollte keinesfalls eine Biopsie
  erfolgen!
- Bei transrektaler Biopsie Antibiotikaprophylaxe obligat
- Vollständige Unterlagen (Histologieschein) mitgeben!

Nachbehandlung

- Vitalzeichenkontrolle am Tag der Biopsie und am darauffolgenden
  Tag
- Ggf. Antibiotikagabe fortsetzen
- Urinkontrolle nach 2 Tagen

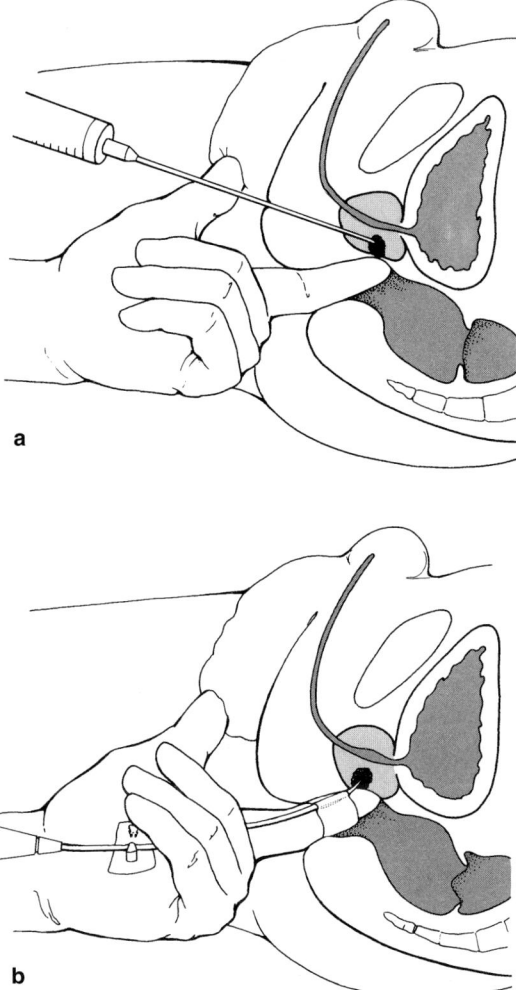

Abb. 7 a, b. Bioptische
Klärung eines Prostatakarzinoms. **a** Stanzbiopsie
(transperineal), **b** Aspira-
tionszytologie (transrektal)

Mögliche Komplikationen

- Hämaturie (meist gering für kurze Zeit; selten mit Koagelabgängen oder stärker)
- Harnwegsinfekt (häufiger) bis hin zur Urosepsis (selten)
- Anale Blutung (bei transrektaler Biopsie; meist gering für kurze Zeit, selten mit Koagelabgängen oder stärker)

Bisher liegen keine Beweise für eine Provokation von Fernmetasta-
sen oder eine Begünstigung der lokalen Ausbreitung des Prostatakarzinoms durch die Biopsie vor

1.7 Ultraschallgesteuerte perkutane Nierenbiopsie

Prinzip

Gewebeentnahme aus der Niere mittels Biopsienadel, die durch die Haut unter Ultraschallsicht und mittels Führungshilfe an das Organ herangeführt wird. Nach vorheriger Lokalanästhesie Einstechen und Zurückziehen der Nadel von Hand oder mittels Biopsierhilfe.

Vorbereitung

- Aufklärung des Patienten über den Eingriff und Einholen seiner Einwilligung durch den zuständigen Arzt
- Anamnese, körperliche Untersuchung (inkl. RR), Urinkontrolle und Laboruntersuchungen vor Nierenbiopsie (s. Abschn. häufig benötigte Laborparameter) müssen vorliegen, Op.-Labor und Blutgruppe
- In einen akuten Harnwegsinfekt hinein sollte keinesfalls eine Biopsie erfolgen!
- Patient sollte im Bett und mit Op.-Hemd bekleidet in den Untersuchungsraum gebracht werden
- Vollständige Unterlagen (Histologieschein für Nierenbiopsien und ausgefülltes Datenblatt der Laboruntersuchungen) mitgeben.

Nachbehandlung

- Beobachtungsbogen am Tag der Biopsie und am darauffolgenden Tag; auf Flankenschmerzen achten!
- Kleines BB und sonographische Kontrolle am Tag der Biopsie und am darauffolgenden Tag

Mögliche Komplikationen

- Hämaturie (meist gering für kurze Zeit, selten mit Koagelabgängen oder stärker)
- Hämatom in der Nierenregion (häufig klein und harmlos, selten größer und Op.-pflichtig)
- Organverlust (sehr selten)
- Harnwegsinfekt (selten)

1.8 Zystometrie

Prinzip

Auffüllen der Harnblase mit köperwarmer physiologischer Kochsalzlösung (NaCl 0,9 %), wobei über in die Blase (transurethral oder suprapubisch / perkutan) und den Enddarm eingelegte Meßsonden die auf-
tretenden Druckwerte registriert werden bei gleichzeitigem Ableiten
eines Beckenboden-EMG über Klebeelektroden;
    nach Erreichen der kompletten Blasenfüllung Beobachtung des Was-
serlassens auf einer speziell vorbereiteten Toilette (Miktionssitz), die
einen Uroflow mit aufzeichnet;
    Beurteilung der Sensibilität der Harnblase;
    Basisuntersuchung bei Harninkontinenz oder Blasenentleerungsstö-
rungen unklarer Ursache.

Vorbereitung

- Komplette Anamnese (Gaudenz-Bogen), komplette klinische Unter-
  suchung, wenn möglich auch schon ein Miktionsprotokoll (s. Abschn.
  Miktionsprotokoll)
- Uroflow und Restharnbestimmung
- Urinkontrolle; Patienten mit aktuellem Harnwegsinfekt sollen mög-
  lichst keine Zystometrie erhalten
- Instrumentationen (z. B. Zystoskopie) sollten länger zurückliegen
  oder der Untersuchung nachgeschaltet werden

Mögliche Komplikationen

- Brennen beim Wasserlassen, gehäuftes Wasserlassen für kurze Zeit
- Selten geringe Hämaturie
- Harnwegsinfektion

1.9 Zystographie

Prinzip

Röntgendarstellung der Blase durch Auffüllen mit Kontrastmittel (über
meist schon liegenden Katheter oder selten Blasenpunktion). Diese
Untersuchung dient dazu, die Dichtigkeit der Blase nach Eröffnung
durch Unfall oder Operation zu überprüfen;
    auch die Dichtigkeit einer neuangelegten Verbindung zwischen Harn-
blase und Harnröhre, z. B. nach radikaler Prostataentfernung kann so
kontrolliert werden.

Vorbereitung

- Bei Frauen im gebärfähigen Alter muß eine Schwangerschaft ausgeschlossen sein

Mögliche Komplikationen

- Leichte Hämaturie, Brennen beim Wasserlassen für kurze Zeit
- Harnwegsinfektion
- Kontrastmittelüberempfindlichkeit (sehr selten, praktisch nicht zu erwarten)

1.10 Vesikulographie

Prinzip

Röntgendarstellung der Samenleiter und der Samenblasen, um zum einen die freie Durchgängigkeit des Systems und zum anderen Raumforderungen in diesem Gebiet zu erkennen. Zu diesem Zweck Freilegung beider Samenleiter durch kleine Hodensackschnitte. Evtl. Teilschritt bei der Vasovasostomie (s. Abschn. Vasovasostomie). Kann als eigenständiger Eingriff in Lokalanästhesie im urologischen Röntgenraum stattfinden. Da schon durch die üblichen Kontrastmittel Samenleiterverklebungen verursacht werden können, wird die Indikation nur noch sehr selten gestellt und statt dessen eine Injektion von physiologischer Kochsalzlösung (NaCl 0,9 %) vorgezogen.

Vorbereitung

- Einwilligung des informierten Patienten erforderlich
- Rasur der Genitalregion

Nachbehandlung

- Körperliche Schonung für einige Tage
- Suspensorium (oder enge Unterhose)
- Evtl. Kühlelement auf das Skrotum für 1–2 Tage

Mögliche Komplikationen

- Durch Kontrastmittel verursachter Samenleiterverschluß
- Epididymitis (Nebenhodenentzündung), Funikulitis (Entzündung des Samenstrangs)
- Hämatom, Wundheilungsstörung

2 Endoskopische, transurethrale, laparoskopische und perkutane Eingriffe

2.1 TURB (transurethrale Elektroresektion der Harnblase)

Prinzip

Entfernen eines Blasentumors oder Entnahme von Gewebsproben aus der Blasenwand mit einem speziellen Endoskop (Resektoskop), das durch die Harnröhre in die Blase eingeführt wird. Nach schichtweisem Abtragen des Tumors mit der Resektionsschlinge wird ein Hämaturiekatheter (Spülkatheter) eingelegt. Bei bestimmten Tumorstadien kann im Abstand von etwa 6–8 Wochen eine Tumorgrundresektion (sog. „2. Sitzung") erforderlich sein.

Vorbereitung

- Op.-Labor (+ Blutgruppenbestimmung), nur auf besondere Anordnung (vorbestehende Blutungsanämie, seltene Blutgruppe, großer Tumor) 2 EK (Erythrozytenkonzentrate) bereithalten
- Messung von Körpergröße, -gewicht, -temperatur und Blutdruck
- Urinkontrolle
- Röntgenthorax in 2 Ebenen (bei allen Patienten vor der ersten Resektionssitzung, Wiederholung nur bei spezieller Fragestellung)
- EKG bei Patienten über 30 Jahre oder bei kardiopulmonaler Vorerkrankung; mitgebrachtes befundetes EKG sollte nicht älter als 6 Monate sein
- Bei Patienten, die zur „2. Sitzung" aufgenommen werden, sollten diese Untersuchungen nur bei besonderen Vorbefunden wiederholt werden (alte Akte hinzuziehen, den zuständigen Arzt befragen)
- Zusammenstellung der Voruntersuchungen bzw. Befunde (alte Akte, Röntgenbilder, Brief des niedergelassenen Urologen, Befunde auswärtiger Untersuchungen)
- Anamnese, Aufnahmeuntersuchung, Aufklärungsgespräch und Einholen der Op.-Einwilligung durch den zuständigen Arzt
- Low-dose-Heparinisierung

- Wannenbad bzw. Duschbad am Vorabend der Op.
- Darmreinigung mittels Klistier oder Einlauf am Vorabend der Op.
- Rasur der Genitalregion
- Vorbereiteten Histologieschein mit in den Op. geben (bei 2. Sitzung unbedingt die Voruntersuchungs-Nr. eintragen)
- Perioperative Antibiotikaprophylaxe nur auf Anordnung bei Risikopatienten

Nachbehandlung

- Hämaturiekatheter für 3–5 Tage (Festlegung durch Operateur bzw. den zuständigen Arzt), s. Abschn. Katheterpflege
- Op.-Tag:
  - Beobachtungsbogen, regelmäßige Kontrolle der Vitalzeichen und der Blasenspülung
  - Patient bleibt zunächst nüchtern, Kostaufbau nach Anordnung durch den zuständigen Arzt
  - Bettruhe
  - Kleines Blutbild (mit Thrombozyten) gegen 15 Uhr auf Anordnung
  - Infusions- und Schmerztherapie nach Anordnung
  - Anspülen des Hämaturiekatheters (nur bei Katheterverstopfung) mit steriler Blasenspritze; wenn erfolglos diensthabenden Arzt rufen
- 1. postoperativer Tag:
  - Mobilisation (nach Spinalanästhesie 24 h Flachlagerung beachten!)
  - Kleines BB, Kreatinin, Elektrolyte (Na, K, Ca)
  - Beendung der Blasenspülbehandlung auf Anordnung
  - Urinkultur 2–3 Tage nach Katheterentfernung
  - bereitgehaltene EK wieder freigeben, wenn BB-Kontrollen in Ordnung
  - Sonographiekontrolle vor Entlassung (Restharn, Harnstau)

Mögliche Komplikationen

- Katheterverstopfung durch Blutkoagel (anspülen; wenn erforderlich Tamponadenausräumung durch den Dienstarzt)
- Nachblutung (Kreislaufkontrolle! Frühzeitig operative Revision organisieren)
- Blasenkrämpfe (zunächst Katheterverstopfung durch Anspülen bzw. Sonographie ausschließen, ggf. Infusion mit Schmerzmittel / Spasmolytikum nach Anordnung)
- Selten:
  - Blasenperforation, Verletzung von Nachbarorganen
  - Harnwegsinfektion, Epididymitis

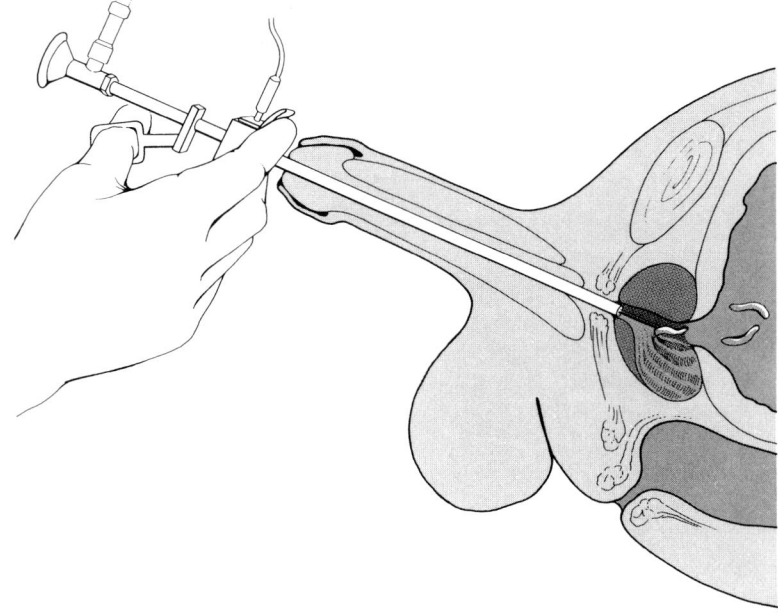

Abb. 8.   Schema der transurethralen Prostataresektion (TURP)

– Harnröhrenstriktur, Vernarbung eines Ureterostiums mit Harn-
  stauungsniere
– Verletzung eines Ureterostiums mit nachfolgendem Reflux oder
  Striktur

2.2 TURP (transurethrale Elektroresektion der Prostata)

Prinzip

Entfernen von Prostatagewebe durch die Harnröhre bei benigner Pro-
statahyperplasie (BPH, „Prostataadenom"), beim Prostatakarzinom
(PCA) oder bei Vorliegen einer Blasenhalssklerose (sog. „Sphinkter-
internus-Sklerose"). Das Prostatagewebe wird mittels einer elektrischen
Schlinge des Resektoskops in vielen einzelnen „Spänen" entfernt (Abb.
8). Aus technischen Gründen kann das Prostatagewebe nur bis auf die
sog. „Kapsel" abgetragen werden, vergleichbar mit einer Apfelsine, bei
der das Fruchtfleisch entfernt wird und die Schale erhalten bleibt. Der
nach Entfernung des Prostatagewebes entstehende Hohlraum heißt
Prostataloge oder kurz Loge. Zur Verkürzung der Op.-Zeit und zur Vermeidung zu hoher Druckwerte in der Blase während der Resektion wird
ggf. zu Beginn der Operation zusätzlich ein suprapubischer Dauerkatheter (SPK) oder ein Trokar mit Absaugvorrichtung in die Blase einge-

bracht; eine solche Resektion wird auch als Niederdruck-TUR bezeichnet. Eine andere Möglichkeit zur Erreichung von Niederdruckbedingungen, die einem TUR-Syndrom vorbeugen, besteht im Einsatz eines Iglesias-Resektoskops, bei dem im Schaft ein kontinuierlicher Abfluß der Spülflüssigkeit gewährleistet ist (hierbei kein SPK notwendig).

Vorbereitung

- Op.-Labor (Blutgruppe, 2 EK bereithalten; bei großer Prostata – über 60 ml geschätztes oder mittels TRUS gemessenes Volumen – oder seltener Blutgruppe oder einem Ausgangs – Hb < 13 g / dl 2 EK kreuzen und 2 EK bereithalten)
- Messung von Körpergröße, -gewicht, -temperatur und Blutdruck
- Urinkontrolle
- Röntgenthorax (nicht älter als ein Jahr)
- EKG (nicht älter als 1/2 Jahr)
- Zusammenstellung der Voruntersuchungen bzw. Befunde (alte Akte, Röntgenbilder, Brief des niedergelassenen Urologen, Befunde auswärtiger Untersuchungen; Zystoskopiebefund oder UCG-Bild sollten vorliegen oder müssen präoperativ noch erhoben werden!)
- Anamnese, Aufnahmeuntersuchung, Aufklärungsgespräch und Einholen der Patienteneinwilligung durch den zuständigen Arzt
- Low-dose-Heparinisierung
- Wannenbad bzw. Duschbad am Vorabend der Op.
- Darmreinigung mittels Klistier oder Einlauf am Vorabend der Op.
- Rasur der Genitalregion
- Vorbereiteten Histologieschein mit in den Op. geben (evtl. vorliegende Voruntersuchungsnummer eintragen)
- Perioperative Antibiotikaprophylaxe nur auf Anordnung

Nachbehandlung

- Hämaturiekatheter für 3–5 Tage (Festlegung durch Operateur bzw. den zuständigen Arzt), s. Abschn. Katheterpflege
- Op.-Tag:
  - Beobachtungsbogen, regelmäßige Kontrolle der Vitalzeichen und Blasenspülung
  - Patient zunächst nüchtern lassen, nach Anordnung durch Operateur bzw. den zuständigen Arzt Kostaufbau
  - Bettruhe
  - Kleines BB (mit Thrombozyten) und Elektrolyte
  - Infusions- und Schmerztherapie nach Anordnung
  - Anspülen des Hämaturiekatheters (nur bei Katheterverstopfung) mit steriler Blasenspritze – wenn erfolglos, Dienstarzt rufen

- 1. postoperativer Tag:
  - Mobilisation (nach Spinalanästhesie 24 h Flachlagerung beachten!)
  - Kleines BB (mit Thrombozyten) und Elektrolyte
  - Beendung der Blasenspülbehandlung auf Anordnung
- Nach Entfernen des Hämaturiekatheters Restharnbestimmungen über den evtl. noch liegenden SPK oder sonographisch
- Besprechung der besonderen Verhaltensmaßregeln nach TURP (ggf. Merkblatt aushändigen, s. Abschn. Verhaltensregeln für Patienten nach Prostataoperationen)
- Urinkontrolle 2–3 Tage nach Katheterentfernung
- Bereitgehaltene EK wieder freigeben, wenn BB-Kontrollen in Ordnung
- Sonographiekontrolle vor Entlassung (Restharn)
- Uroflow-Kontrolle vor Entlassung

Mögliche Komplikationen

- Katheterverstopfung durch Blutkoagel (anspülen; evtl. Tamponadenausräumung durch Dienstarzt)
- Nachblutung (Kreislaufkontrolle! Frühzeitig operative Revision organisieren), Blasentamponade oder blutiger Harnverhalt selten auch noch nach einigen Wochen bei zuvor unauffälligem Verlauf möglich
- Blasenkrämpfe (zunächst Katheterverstopfung durch Anspülen bzw. Sonographie ausschließen, ggf. Infusion mit Schmerzmittel / Spasmolytikum)
- Retrograde Ejakulation (Samenerguß erfolgt ganz oder teilweise in die Blase, in ca. 30–100 %)
- Harndrangsymptome nach Entfernen des Hämaturiekatheters
- Harnwegsinfektion
- Selten:
  - TUR-Syndrom: Elektrolytentgleisung, Verwirrtheit, Krämpfe durch Einschwemmung von Spülflüssigkeit während der Resektion bei zu langer Op.-Zeit und / oder Spülung mit zu hohem Druck (Kontrollen unmittelbar postoperativ); kann nur während dem Eingriff entstehen weil hier wegen der Verwendung von Hochfrequenzstrom elektrolytfreie Spüllösung angewendet wird – postoperativ erfolgt die Dauerspülung mit physiologischer Kochsalzlösung
  - Verletzung von Nachbarorganen
  - Epididymitis (bei Risikofällen ggf. prophylaktische Vasektomie)
  - Harnröhrenstriktur, Blasenhalssklerose
  - Erektile Dysfunktion
  - Inkontinenz
  - Beinvenenthrombose, Lungenembolie

– Myokardiale Ereignisse in ca. 1–2 % (Myokardinfarkt, Arrhythmien)
– Reoperationsrate nach 8 Jahren ca. 10–20 % (etwa drei- bis fünfmal höher als nach offener Operation)
– Letalität um 1 %

Verhaltensregeln für Patienten nach Prostataoperationen (TURP, Adenomenukleation):

• Bis 4 Wochen nach der Operation:
  – Keine heißen Vollbäder (Duschen erlaubt)
  – Kein Geschlechtsverkehr
  – Kein Pressen beim Stuhlgang (lieber bei Verstopfungsneigung ein mildes Abführmittel einnehmen; z.B. Lactuflor, 2 mal 1 Meßbecher nach den Mahlzeiten; Hinweis für Diabetiker: 1 Meßbecher Lactuflor = 30 ml entspricht 0,3 BE)
  – Besondere Belastung der Dammregion (Fahrradfahren, Reiten, Traktorfahren) vermeiden
• Alarmzeichen einer Nachblutung sind:
  – Stark blutig gefärbter Urin (geringe Blutbeimengungen und der Abgang kleiner Krusten ist in den ersten Wochen normal)
  – starkes Harndranggefühl mit u. U. kompletter Harnsperre oder nur noch geringem tröpfelndem Urinabgang

2.3 Ureterorenoskopie (URS)

Prinzip

Spiegelung des Harnleiters und des Nierenbeckenkelchsystems mit einem speziellen dünnen, starren oder flexiblen Endoskop (starr 7,5–15 Ch, flexibel 6–12 Ch; neuerdings auch dünnere Instrumente erhältlich) in Spinal- oder Allgemeinnarkose (s. Abb. 9). Im Rahmen des Eingriffs können Röntgendarstellungen, Biopsien oder Steinzertrümmerungen (Litholapaxie) erfolgen.

Vorbereitung

• Op.-Labor
• Messung von Körpergröße, -gewicht, -temperatur und Blutdruck
• Urinkontrolle
• Röntgenthorax (nicht älter als 1 Jahr, bei Patienten über 30 Jahren oder kardiopulmonaler Vorerkrankung)
• EKG (nicht älter als 1/2 Jahr; bei Patienten über 30 Jahren oder kardiopulmonaler Vorerkrankung)

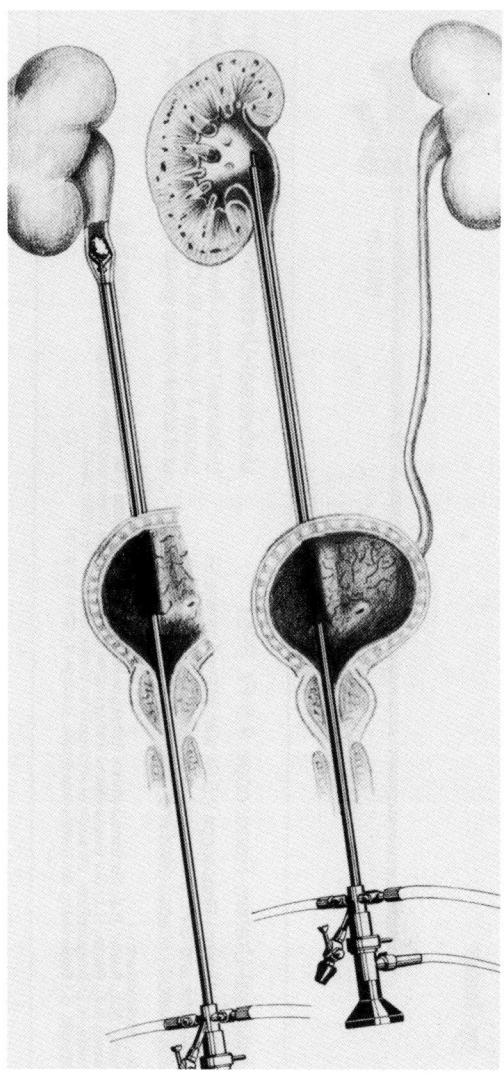

Abb. 9. Schema der Ureterorenoskopie (URS) mit Steinextraktion (links) oder Inspektion suspekter Areale (rechts)

- Zusammenstellung der Voruntersuchungen bzw. Befunde (alte Akte, Röntgenbilder
- Anamnese, Aufnahmeuntersuchung, Aufklärungsgespräch und Einholen der Op.-Einwilligung durch den zuständigen Arzt
- Low-dose-Heparinisierung
- Wannenbad bzw. Duschbad am Vorabend der Op.
- Darmreinigung mittels Klistier oder Einlauf am Vorabend der Op.
- Perioperative Antibiotikaprophylaxe am Op.-Tag; Fortführung auf Anordnung

Nachbehandlung

- Wenn ein Ureterenkatheter eingelegt wird s. entsprechenden Abschn.
- Beobachtungsbogen bis zum 1. postoperativen Tag
- Fortführung der Antibiotikaprophylaxe auf Anordnung
- Urinkontrolle / Sonographie vor Entlassung

Mögliche Komplikationen

- Harnwegsinfekt, Fieber, Gefahr der Urosepsis bei nicht erkanntem oder nicht sachgerecht anbehandeltem vorbestehendem Harnwegsinfekt
- Geringfügige Hämaturie
- Harnstauung, Kolik
- Selten: Harnleiterverletzung, Harnleiterabriß
- Seltene Spätfolge: narbige Engstelle (Striktur) im Harnleiter

2.4 Harnleiterschlinge

Prinzip

Bei tiefsitzenden Harnleitersteinen (unteres Harnleiterdrittel), bei denen ein Spontanabgang nicht zu erwarten ist, wird über ein Zystoskop ein speziell ausgerüsteter Katheter (Zeiss-Schlinge, s. Abb. 5) am Stein vorbei bis in das Nierenbecken vorgeschoben und dort unter Durchleuchtung zu einer Schlinge geschlossen und bis oberhalb des Steins zurückgezogen. Das Schlingenende erscheint außerhalb der äußeren Harnröhrenmündung und wird aufgerollt und in einen kleinen Urinauffangbeutel oder Latexhandschuh gelegt. Der Begriff „3er-" oder „4er-" Schlinge bezieht sich auf die Größe des Schlingenkopfes.

Vorbereitung

- Urinkontrolle
- Venenverweilkanüle (abgestöpselt)
- Zusammenstellung der Voruntersuchungen bzw. Befunde (alte Akte, Röntgenbilder, Brief des niedergelassenen Urologen, Befunde auswärtiger Untersuchungen)
- Anamnese, Aufnahmeuntersuchung, Aufklärungsgespräch und Einholen der Einwilligung des Patienten in den Eingriff durch den zuständigen Arzt
- Ängstliche Patienten sollten 30–60 min vor dem Eingriff ein Beruhigungsmittel erhalten

- Patient sollte nüchtern sein
- Patient sollte auf Abruf mit kompletten Unterlagen (Akte, Aufkleber, Röntgenbilder) und, wenn angeordnet, Antibiotikum und / oder Schmerzmittel im Op.-Hemd auf einer Trage oder im Bett in den urologischen Röntgenraum gebracht werden, wo dieser Eingriff in aller Regel stattfindet
- Wie bei allen Röntgenuntersuchungen muß eine Schwangerschaft bei Frauen im gebärfähigen Alter (bei Unsicherheit mittels Serum-β-HCG) ausgeschlossen werden
- Orale Antibiotikaprophylaxe
- Selten muß der Eingriff in Narkose erfolgen (ungünstige Steinlage oder -form, Wunsch des Patienten); dann zusätzlich: Op.-Labor, Röntgenthorax (nicht älter als 1 Jahr, bei Patienten über 30 Jahren oder kardiopulmonaler Vorerkrankung), EKG (nicht älter als 1/2 Jahr; bei Patienten über 30 Jahren oder kardiopulmonaler Vorerkrankung)

Nachbehandlung

- Urin sieben
- Mobilisation unmittelbar nach dem Eingriff (bei Schmerzmittel- oder Beruhigungsmittelgabe nach 2 h)
- Patient sollte viel laufen
- Es ist darauf zu achten, daß die Schlinge frei zwischen den Beinen hängt und so durch ihr eigenes Gewicht langsam tiefer treten kann; Patienten sollten daher möglichst für die Dauer der Schlingenbehandlung keine Unterhose sondern besser Nachthemden oder Op.-Hemden tragen
- Bei Bedarf Infusion und / oder i. v. Injektion von Spasmolytika und Schmerzmitteln
- Schlingenende bei Bedarf neu aufwickeln und Urinauffangbeutel erneuern
- Bei Schlingenabgang sollte sofort nach einem Stein im Schlingenkopf bzw. auf dem umgebenden Fußboden gesucht werden. Wird kein Stein gefunden, weiter Urin sieben, ggf. Stein zur Analyse einsenden (s. Abschn. Steinanalyse)
- Urinkontrolle / Sonographie vor Entlassung

Mögliche Komplikationen

- Harnwegsinfekt
- Geringfügige Hämaturie
- Passage der Schlinge am Stein vorbei nicht möglich (evtl. erneuter Versuch in Narkose oder Ureteroskopie)

- Abgleiten der Schlinge vom Stein (evtl. erneuter Versuch)
- Selten: Harnleiterverletzung, Harnleiterabriß

2.5 Innere Harnleiterschiene (Doppel – J – Katheter)

Prinzip

Einlegen eines Plastikröhrchens (meist 7 Ch, aber auch dünner oder dicker möglich) in einen oder beide Harnleiter, wobei das Röhrchen mit 2 „Pigtails" („Schweineschwänze") in Nierenbecken und Blase gehalten wird. Hierzu wird im Rahmen einer Zystoskopie das betreffende Harnleiterostium aufgesucht und die Schiene hindurch bis in das Nierenbecken vorgeschoben (s. Abb.10). Die korrekte Position der Schiene wird unter Durchleuchtung oder bei Schwangeren sonographisch kontrolliert. Selten kann diese Prozedur auch „antegrad", das heißt vom Nierenbecken her, erfolgen (zuvor ist dann eine perkutane Nierenfistelung, s. dort, erforderlich). Andere Ausdrücke für dieses auch einfach „Schiene" genannte Röhrchen sind: Doppel – J – Schiene, double J, stent oder Pigtail. Nach dem Eingriff ist das Röhrchen von außen nicht zu erkennen, daher der Ausdruck „versenkte" oder „verlorene" Schiene oder Splint.

Vorbereitung

- Urinkontrolle
- Venenverweilkanüle (abgestöpselt)
- Zusammenstellung der Voruntersuchungen bzw. Befunde (alte Akte, Röntgenbilder, Brief des niedergelassenen Urologen, Befunde auswärtiger Untersuchungen)
- Anamnese, Aufnahmeuntersuchung, Aufklärungsgespräch durch den zuständigen Arzt
- Ängstliche Patienten sollten 30–60 min vor dem Eingriff ein Beruhigungsmittel erhalten
- Patient sollte vor dem Eingriff nüchtern sein
- Patienten sollten auf Abruf mit kompletten Unterlagen (Akte, Röntgenbilder, Aufkleber) und wenn angeordnet, Antibiotikum und / oder Schmerzmittel, im Op.-Hemd auf einer Trage oder im Bett in den Urologischen Röntgenraum gebracht werden, wo dieser Eingriff in aller Regel stattfindet
- Wie bei allen Röntgenuntersuchungen muß eine Schwangerschaft bei Frauen im gebärfähigen Alter (bei Unsicherheit mittels Serum-β-HCG) ausgeschlossen werden
- Bei Schwangerschaft Einlegen der Schiene unter Ultraschallkontrolle
- Orale Antibiotikaprophylaxe nur auf Anordnung

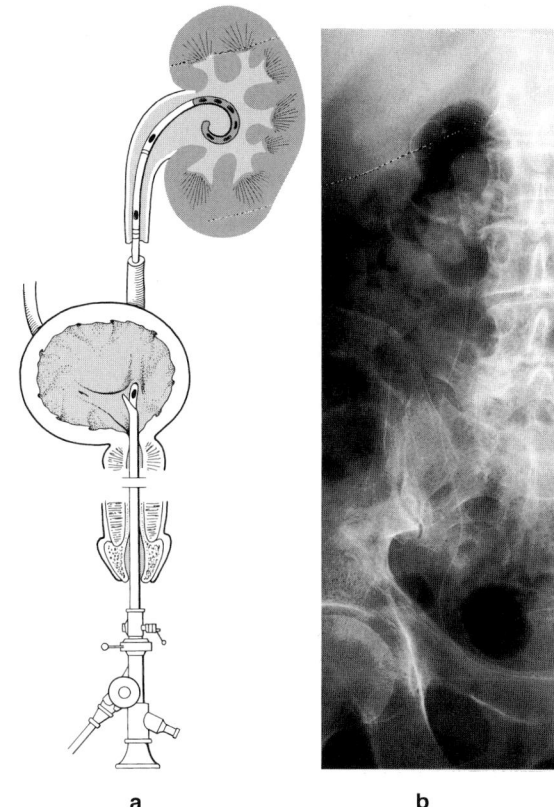

Abb. 10 a, b. Doppel-J-Katheter. **a** Prinzip der Einführung; **b** Doppel-J-Katheter in situ

a

b

- Patienten, bei denen eine infizierte Harnstauungsniere vermutet wird und Risikopatienten
- Selten muß der Eingriff in Narkose erfolgen (Tumorstenose, Stein, Wunsch des Patienten) dann zusätzlich: Op.-Labor, Röntgenthorax (nicht älter als 1 Jahr; bei Patienten über 30 Jahren oder kardiopulmonaler Vorerkrankung), EKG (nicht älter als 1/2 Jahr; bei Patienten über 30 Jahren oder kardiopulmonaler Vorerkrankung).

Nachbehandlung

- Schienenwechsel ca. alle 3 Monate; Patient und / oder Angehörige hierüber aufklären! Vergessene Schienen verkrusten und versteinern und werden zum Problem! Unter Umständen sind engere oder weitere (Tumorpatienten im Finalstadium) Wechselintervalle sinnvoll!
- Sonokontrolle vor Entlassung (mit leerer Blase, da der schienenbedingte Reflux eine Harnstauung vortäuschen kann).

Mögliche Komplikationen

- Leichte Hämaturie, häufiges Wasserlassen und Brennen beim Wasserlassen für kurze Zeit
- Leichter Schmerz in der betroffenen Nierengegend beim Wasserlassen (durch Zurückfließen von Urin in das Nierenbecken über die Schiene); geht in den meisten Fällen nach kurzer Zeit zurück und wird dann nicht mehr als störend empfunden. Selten sind diese Beschwerden so stark und anhaltend, daß sie zur Schienenentfernung zwingen
- Harnwegsinfekt (fast immer; durch Besiedlung des Fremdkörpers in den Harnwegen); antibiotische Therapie nur bei Fieber bzw. sonstiger Beteiligung des oberen Harntrakts oder bei Risikopatienten (Schwangere; Diabetiker)
- Reflux (immer, denn beim Wasserlassen kommt es zum Zurückfließen von Urin in das Nierenbecken über die Schiene, s.o.; es gibt Versuche nichtrefluxive Schienen herzustellen, deren Effektivität sehr unterschiedlich beurteilt wird)
- Verrutschen der Schiene bzw. Herausrutschen der Schiene (in Zweifelsfällen Sonographie bzw. Röntgenkontrolle)
- Selten Harnleiterverletzung, Harnleiterabriß

2.6 Ureterolitholapaxie

Prinzip

Steinzertrümmerung mit einer Sonde, die bei einer Ureteroskopie in Narkose unter Sicht an den Harnleiterstein herangebracht wird.

Vorbereitung, Nachbehandlung und mögliche Komplikationen s. Abschn. Ureterorenoskopie

2.7 Ureterenkatheter (UK)

Prinzip

Einlegen eines Plastikröhrchens (meist 5 Ch, aber auch dicker oder dünner gebräuchlich) in einen oder beide Harnleiter, wobei das Röhrchen mittels eines Dauerkatheters (DK), an dem es mit Faden und / oder Pflaster befestigt ist, in seiner Position gehalten wird. Hierzu wird im Rahmen einer Zystoskopie das betreffende Harnleiterostium aufgesucht und der UK hindurch bis in das Nierenbecken vorgeschoben. Die korrekte Position des UK wird unter Durchleuchtung oder bei Schwangeren sonographisch kontrolliert. Nach dem Eingriff ist das Röhrchen von außen zu erkennen; UK und Dauerkatheter sollten sicher am Bein fixiert werden.

Vorbereitung

- Urinkontrolle
- Venenverweilkanüle (abgestöpselt)
- Zusammenstellung der Voruntersuchungen bzw. Befunde (alte Akte, Röntgenbilder, Brief des niedergelassenen Urologen, Befunde auswärtiger Untersuchungen)
- Anamnese, Aufnahmeuntersuchung, Aufklärungsgespräch durch den zuständigen Arzt
- Ängstliche Patienten sollten 30–60 min vor dem Eingriff ein Beruhigungsmittel erhalten
- Patient sollte nüchtern sein
- Patienten sollten auf Abruf mit kompletten Unterlagen (Akte, Röntgenbilder, Aufkleber) und, wenn angeordnet, Antibiotikum und / oder Schmerzmittel, im Op.-Hemd auf einer Trage oder im Bett in den urologischen Röntgenraum gebracht werden, wo dieser Eingriff in aller Regel stattfindet
- Wie bei allen Röntgenuntersuchungen muß eine Schwangerschaft bei Frauen im gebärfähigen Alter (bei Unsicherheit mittels Serum-β-HCG) ausgeschlossen werden; bei Schwangerschaft Einlegen des UK unter Ultraschallkontrolle
- Patienten, bei denen eine infizierte Harnstauungsniere vermutet wird, und Risikopatienten sollten frühzeitig eine Antibiotikaprophylaxe vor Beginn des Eingriffs erhalten
- Selten muß der Eingriff in Narkose erfolgen (Tumorstenose, Stein, Wunsch des Patienten); dann zusätzlich: Op.-Labor, Röntgenthorax (nicht älter als 1 Jahr, bei Patienten über 30 Jahren oder kardiopulmonaler Vorerkrankung), EKG (nicht älter als 1/2 Jahr; bei Patienten über 30 Jahren oder kardiopulmonaler Vorerkrankung)

Nachbehandlung

- Solange der Ureterenkatheter liegt, sollte der Patient Bettruhe einhalten (ggf. Low-dose-Heparinisierung)
- Tägliche Notierung der Fördermenge des UK und des DK im Krankenblatt
- Täglich Katheterpflege
- Orale Antibiotikaprophylaxe auf Anordnung
- Ggf. Röntgenkontrolle des Katheters vor Entfernen („anröntgen")
- Ggf. Austausch gegen Harnleiterschiene oder Zeiss-Schlinge

Mögliche Komplikationen

- Hämaturie unterschiedlicher Ausprägung
- Verstopfung des Ureterenkatheters (keine Urinförderung mehr zu beobachten; vorsichtiges Anspülen mit wenigen Millilitern steriler physiologischer Kochsalzlösung nach Rücksprache mit dem Stations-bzw. diensthabenden Arzt; vorher Überprüfung des Adapters zwischen Ureterenkatheter und Ablaufbeutel, denn oft ist dieser zu fest zugedreht, und nach Lockerung erfolgt wieder eine normale Urinförderung)
- Harnwegsinfekt
- Verrutschen des Ureterenkatheters bzw. Herausrutschen des Ureterenkatheters (in Zweifelsfällen Sonographie bzw. Röntgenkontrolle)
- Selten Harnleiterverletzung, Harnleiterabriß

2.8 Harnröhrenbougierung

Prinzip

Behandlungsmöglichkeit bei wiederkehrenden Harnröhrenverengungen, die bei Patienten eingesetzt wird, bei denen eine Operation zu risikoreich erscheint oder die den Eingriff ablehnen. Hierbei werden nacheinander Einmalkatheter mit ansteigender Stärke (14–22 Ch) ohne Gewalt durch die Harnröhre in die Blase vorgeschoben.

Vorbereitung und Vorgehen

- Urinkontrolle (Patienten mit unbehandeltem Harnwegsinfekt oder Urethritis sollten nicht bougiert werden)
- Antibiotikaprophylaxe auf Anordnung
- Vorgehen nach den Regeln für den Katheterismus des Mannes (s. Abschn. dort) durch erfahrene Pflegekraft oder Arzt
- Stärkere Katheter (20 oder 22 Ch) für einige Zeit in der Harnröhre liegenlassen

Nachbehandlung

- Terracortril-Instillation 1 mal tgl. auf Anordnung
- Weiterführung der Antibiotikaprophylaxe auf Anordnung
- Regelmäßige Kontrolle von Urinbefund, Uroflow und Restharn

Mögliche Komplikationen

- Hämaturie unterschiedlichen Ausmaßes
- Harnwegsinfekt
- Harnröhrenverletzung (Bohren einer Via falsa)
- Urosepsis (vor allem bei unbehandeltem Harnwegsinfekt)

2.9 Prostataspirale

Prinzip

In Lokalanästhesie (seltener in Allgemeinnarkose) wird eine Metallspirale (sog. Fabian-Spirale; ähnlich einer überdimensionalen Kugelschreiberfeder) in die prostatische Harnröhre eingelegt, um die Prostatalappen auseinanderzudrängen und so ein besseres Wasserlassen bei Prostatavergrößerung zu ermöglichen. Alternativmethode für ansonsten inoperable Patienten. Nach Möglichkeit sollte vor dem Eingriff oder in gleicher Sitzung der Patient mit einem suprapubischen Katheter (SPK) versorgt werden.

Vorbereitung

- Urinkontrolle
- Venenverweilkanüle (abgestöpselt)
- Zusammenstellung der Voruntersuchungen bzw. Befunde (alte Akte, Röntgenbilder, Brief des niedergelassenen Urologen, Befunde auswärtiger Untersuchungen)
- Anamnese, Aufnahmeuntersuchung, Aufklärungsgespräch und Einholen der Op.-Einwilligung durch den zuständigen Arzt
- Ängstliche Patienten sollten 30–60 min vor dem Eingriff ein Beruhigungsmittel erhalten
- Patient sollte nüchtern sein
- Patienten sollten auf Abruf mit kompletten Unterlagen (Akte, Röntgenbilder, Aufkleber) und, wenn angeordnet, Antibiotikum und / oder Schmerzmittel, im Op.-Hemd auf einer Trage oder im Bett in den urologischen Röntgenraum gebracht werden, wo dieser Eingriff in aller Regel stattfindet
- Selten muß der Eingriff in Narkose erfolgen; dann zusätzlich: Op.-Labor, Röntgenthorax (nicht älter als 1 Jahr, bei Patienten über 30 Jahren oder kardiopulmonaler Vorerkrankung) EKG (nicht älter als 1/2 Jahr; bei Patienten über 30 Jahren oder kardiopulmonaler Vorerkrankung)

Nachbehandlung

- Mobilisation unmittelbar nach dem Eingriff (bei Schmerzmittel- oder Beruhigungsmittelgabe nach 2 h)
- orale Antibiotikaprophylaxe auf Anordnung
- Ein transurethraler Katheterismus sollte möglichst wegen der Gefahr, die Spirale in die Blase zu verschieben, unterlassen werden (in Notfällen allenfalls durch erfahrenen Arzt mit dünnem Einmalkatheter und anschließender Lagekontrolle)
- Dem Patienten wird ein Notfallausweis mit Angaben über die Spirale ausgehändigt
- Uroflow / Restharnkontrolle (über SPK)
- Urinkontrolle / Kontrolle der Spiralenlage mittels TRUS vor Entlassung
- Weitere Kontrollen der Blasenentleerung und später ggf. Entfernen des SPK
- Spirale kann ca. 1 Jahr, bei guter Funktion auch länger, belassen werden
- Erfolg der Methode tritt entweder sofort oder gar nicht ein: wenn trotz korrekter Position keine brauchbare Spontanmiktion in Gang kommt, kann die Spirale problemlos wieder entfernt werden

Mögliche Komplikationen

- Harnwegsinfekt
- (Geringfügige) Hämaturie, seltener eine Koagelverstopfung der Spirale
- Verrutschen (Dislokation) der Spirale mit Harnverhaltung
- Steinbildung / Verkrustung an der Spirale mit zunehmender Verstopfung

2.10 VLAP (visuelle Laserablation der Prostata)

Prinzip

Prostatagewebe wird über ein Zystoskop mit einem Neodym:YAG-Laser bestrahlt (Laser: light amplification by stimulated emission of radiation). Laserprinzip: Einrichtung zur Erzeugung von höchst monochromatischer, kohärenter, fast paralleler Lichtstrahlung mit extrem hoher Energiedichte. Diese führt zur Auflösung des bestrahlten Gewebes und damit zur Beseitigung der Prostatavergrößerung. Ermöglicht wurde das Verfahren durch Entwicklung der Sidefire-Laserfaser: Möglichkeit, die Laserstrahlung rechtwinklig abzustrahlen (durch Goldspiegel am Ende der Faser). Die Laserbestrahlung kann in Spinal- oder Allgemeinnarkose erfolgen.

Vorteile

- Keine Transfusionen erforderlich
- Kein TUR-Syndrom
- Niedrigere Komplikationsrate als TURP
- Praktisch keine Nachblutungsgefahr
- Halbierung der Restharnwerte
- Verbesserung der maximalen Harnflußrate im Uroflow um ca. 140 % (wie TURP)
- Erhalt der antegraden Ejakulation in den meisten (aber nicht allen) Fällen; Rate von retrograder Ejakulation ca. 15–20 %
- Bisher keine Fälle von neu aufgetretener erektiler Dysfunktion

Bisher erkennbare „Knackpunkte"

- Langzeitergebnisse fehlen
- Effekt der Op. bildet sich im Unterschied zur TURP erst nach Wochen aus (Verbesserungen auch nach 2–4 Monaten noch möglich); Erfolg somit erst nach ca. 3 Monaten beurteilbar
- Es wird kein Gewebe zur histopathologischen Begutachtung gewonnen

Mögliche Gefahren für Anwender und Unbeteiligte

- Irreparable Verletzungen der Netzhaut
- Verbrennungen
- Entzündung leicht brennbarer Materialien (Papier, Abdeckungen, Narkosegase)
- Laserstrahl ist unsichtbar (der sichtbare rote Helium-Neon-Zielstrahl ist ungefährlich)

Sicherheitsmaßnahmen

- Schutzbrillen für Patient, Operateur, Anästhesist und alle anwesenden Pflegepersonen
- Fenster geschlossen und abgedeckt halten
- Türen geschlossen halten
- Gut sichtbare Warnschilder an allen Türen

Vorbereitung

- Op.-Labor
- Urinkontrolle, Uroflow, Restharn, IPSS sollten vorliegen

- PSA
- Transrektaler Ultraschall (TRUS)
- Bei V. a. Prostatakarzinom Prostatabiopsie (weil bei der VLAP ja kein Gewebe zur histologischen Begutachtung gewonnen wird!)
- Messung von Körpergröße, -gewicht, -temperatur und Blutdruck
- Röntgenthorax (nicht älter als 1 Jahr, bei Patienten über 30 Jahren oder kardiopulmonaler Vorerkrankung
- EKG (nicht älter als 1/2 Jahr; bei Patienten über 30 Jahren oder kardiopulmonaler Vorerkrankung)
- Zusammenstellung der Voruntersuchungen bzw. Befunde (alte Akte, Röntgenbilder, Brief des niedergelassenen Urologen, Befunde auswärtiger Untersuchungen)
- Anamnese, Aufnahmeuntersuchung, Aufklärungsgespräch (mit besonderer Betonung der o. g. „Knackpunkte") und Einholen der Op.-Einwilligung durch den zuständigen Arzt
- Wannenbad bzw. Duschbad am Vorabend der Op.
- Darmreinigung mittels Klistier oder Einlauf am Vorabend der Op.
- Ein aktueller Harnwegsinfekt sollte resistogrammgerecht anbehandelt sein
- Orale Antibiotikaprophylaxe

Nachbehandlung

- Weiterführung der Antibiotikaprophylaxe (s. o.)
- Ab dem 1. postoperativen Tag 3 mal 1 Diclofenac 50 mg Supp. (auf Ulkusanamnese und Unverträglichkeiten achten!) für wenige Tage (bis 1 Woche)
- SPK bleibt 2–3 Wochen (je nach Restharn und Uroflow); Patient wird mit SPK entlassen
- Bei Patienten mit einer längerfristigen Blasenüberdehnung in der Vorgeschichte sollte für 2–3 Wochen der Urin über den SPK dauerabgeleitet werden
- Restharnprofil (Anlegen einer Liste der jeweiligen Restharnwerte) über SPK, Uroflow und Urinkontrolle vor Entlassung

Mögliche Komplikationen

- Geringfügige Hämaturie
- Unmittelbar nach der Operation Schwellung und Schmerzen im Op.-Gebiet (für ca. 18 h)
- PSA-Anstieg (ca. Verzehnfachung; Maximum nach 18 h; Dauer 6 Monate und länger)
- Trübung des Urins durch abgehendes nekrotisches Gewebe (es gehen keine „Stücke" ab)

- Selten, aber theoretisch möglich:
  - Perforation
  - Blutung, Blasentamponade
  - Harnwegsinfekt
  - Inkontinenz
  - Harnröhrenstriktur, Sphinkter-internus-Sklerose
  - Retrograde Ejakulation (deutlich seltener als bei der TURP)

2.11 Harnröhrenschlitzung (Urethrotomia interna nach Otis oder Sachse)

Prinzip

Aufschneiden einer narbig-erworbenen oder angeborenen Harnröhren-verengung (Harnröhrenstriktur) in Narkose mittels eines speziellen Instruments entweder blind (Methode nach Otis) oder unter Sicht (Methode nach Sachse). Anschließend wird ein transurethraler (Sili-kon-)DK eingelegt.

Vorbereitung

- Op.-Labor
- Urinkontrolle, Uroflow, Restharn
- Messung von Körpergröße, -gewicht, -temperatur und Blutdruck
- Röntgenthorax (nicht älter als 1 Jahr, bei Patienten über 30 Jahren oder kardiopulmonale Vorerkrankung)
- EKG (nicht älter als 1/2 Jahr; bei Patienten über 30 Jahren oder kardiopulmonaler Vorerkrankung)
- Zusammenstellung der Voruntersuchungen bzw. Befunde (alte Akte, Röntgenbilder, Brief des niedergelassenen Urologen, Befunde aus-wärtiger Untersuchungen)
- Anamnese, Aufnahmeuntersuchung, Aufklärungsgespräch und Ein-holen der Op.-Einwilligung durch den den zuständigen Arzt
- Wannenbad bzw. Duschbad am Vorabend der Op.
- Darmreinigung mit Klistier oder Einlauf am Vorabend der Op.
- Ein aktueller Harnwegsinfekt sollte resistogrammgerecht anbehan-delt sein
- Antibiotikaprophylaxe in jedem Fall

Nachbehandlung

- Entfernen des transurethralen Dauerkatheters nach Maßgabe des Operateurs; längere Katheterverweildauer begünstigt erneute Ver-narbung

- Am Op.-Tag auf Ausscheidung achten; DK bei Verstopfung anspülen
- Fortführung der Antibiose für 2–3 Wochen
- Urinbefund, Uroflow und Restharn vor Entlassung kontrollieren
- Einige Tage nach DK-Entfernung ggf. (auf Anordnung) Beginn von Terracortril- Instillationen in die Harnröhre: z. B. 1 mal täglich für 14 Tage; am besten nach dem Wasserlassen und anschließend für 30 min Penisklemme (Cunningham-Klemme); Patienten in die Instillation einweisen; die ersten Instillationen sollten vorsichtig ohne übermäßigen Druck erfolgen

Mögliche Komplikationen

- Hämaturie (meist gering und für kurze Zeit, selten mit Koagelabgängen oder stärker)
- Harnwegsinfekt, evtl. Urosepsis (selten)
- Erneute Vernarbung der Harnröhre (leider relativ häufig)
- Brennen, Harndranggefühl und häufiges Wasserlassen nach Katheterentfernung
- Perforation der Harnröhre, Bohren einer Via falsa

2.12 Nierenzystenpunktion

Prinzip

Von der Flanke her wird in Bauchlage eine Nierenzyste unter Ultraschallsicht in Lokalanästhesie punktiert, der Inhalt mit einer Spritze abgesaugt und die Zyste nach einer Röntgenkontrolle zum Ausschluß einer Verbindung zum Nierenbeckenkelchsystem mit einem Verödungsmittel sklerosiert. Bei sehr großen Zysten wird für einen Tag in die Zyste ein Katheter eingelegt, um den Inhalt vollständig ablaufen zu lassen.

Vorbereitung

- Op.-Labor (+ Blutgruppe)
- Messung von Körpergröße, -gewicht, -temperatur und Blutdruck
- Urinkontrolle
- Zusammenstellung der Voruntersuchungen bzw. Befunde (alte Akte, Röntgenbilder, Brief des niedergelassenen Urologen, Befunde auswärtiger Untersuchungen, Ultraschallbefund)
- Anamnese, Aufnahmeuntersuchung, Aufklärungsgespräch und Einholen der Op.-Einwilligung durch den zuständigen Arzt
- Rasur der betreffenden Flanke (nur bei stark behaarten Männern erforderlich)

Nachbehandlung

- Vitalzeichenkontrolle bis zum nächsten Tag
- Kostaufbau und Mobilisation auf Anordnung
- Kleines BB und Ultraschallkontrolle am nächsten Morgen (bei Flankenschmerzen sofort!)

Mögliche Komplikationen

- Wiederauftreten (Rezidiv) der Zyste
- Perirenales Hämatom, sehr selten Infektion oder Organverlust

2.13 Perkutane Nephrostomie, Nierenfistelkatheter

Prinzip

In Lokalanästhesie wird von der Flanke her in Bauchlage das Nierenbeckenkelchsystem (NBKS) unter Ultraschallsicht punktiert, Kontrastmittel in das NBKS gegeben, ein Führungsdraht unter Röntgensicht in das NBKS eingeführt und anschließend die Punktionsnadel entfernt und ein Katheter (meist 8 Ch, mit Pigtail, ohne Ballon, muß daher angenäht werden) über den Draht in das NBKS vorgeschoben (s. Abb. 11); abschließend Entfernen des Führungsdrahts und Verband sowie Anschließen eines speziellen Adapters und Ablaufbeutels. Soll ein Nierenfistelkatheter (NFK) für längere Zeit getragen werden, empfiehlt sich eine Aufbougieren des Kanals und anschließende Versorgung mit blockbarem größerlumigem Nierenfistelkatheter.

Vorbereitung

- Op.-Labor (Blutgruppe)
- Messung von Körpergröße, -gewicht, -temperatur und Blutdruck
- Urinkontrolle
- Zusammenstellung der Voruntersuchungen bzw. Befunde (alte Akte, Röntgenbilder, Brief des niedergelassenen Urologen, Befunde auswärtiger Untersuchungen, Ultraschallbefund)
- Anamnese, Aufnahmeuntersuchung, Aufklärungsgespräch und Einholen der Einwilligung in den Eingriff durch den zuständigen Arzt
- Rasur der betreffenden Flanke (nur bei stark behaarten Männern erforderlich)
- Venenverweilkanüle (abgestöpselt)
- Ängstliche Patienten sollten 30–60 min vor dem Eingriff ein Beruhigungsmittel erhalten

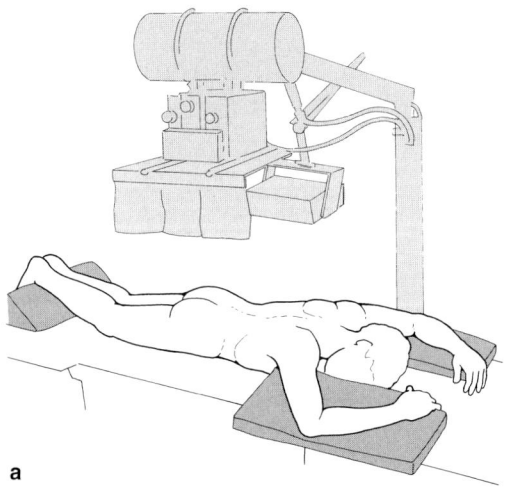

a

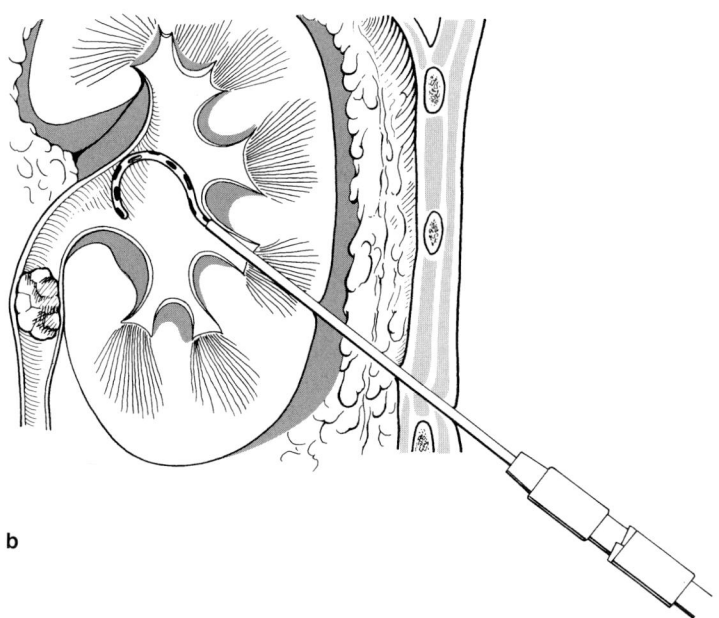

b

Abb. 11 a, b.   Perkutane Nephrostomie. **a** Lagerung und Punktionsstelle,
b Punktion und eingeschobener Katheter

- Patient sollte nüchtern sein
- Patienten sollten auf Abruf mit kompletten Unterlagen (Akte, Röntgenbilder, Aufkleber) und, wenn angeordnet Antibiotikum und / oder Schmerzmittel im Op.-Hemd auf einer Trage oder im Bett in den urologischen Röntgenraum gebracht werden, wo dieser Eingriff in aller Regel stattfindet
- Wie bei allen Röntgenuntersuchungen muß eine Schwangerschaft bei Frauen im gebärfähigen Alter (bei Unsicherheit mittels Serum-β-HCG) ausgeschlossen werden
- Patienten, bei denen eine infizierte Harnstaungsniere vermutet wird, und Risikopatienten sollten eine frühzeitige i. v. Antibiose vor Beginn des Eingriffs erhalten

Nachbehandlung

- Vitalzeichenkontrolle mittels Beobachtungsbogen bis zum nächsten Tag
- Kostaufbau und Mobilisation auf Anordnung
- Kleines BB und Ultraschallkontrolle (bei Flankenschmerzen sofort!)
- Fördermenge des Nierenfistelkatheters täglich im Krankenblatt notieren
- Regelmäßiger Verbandswechsel am Nierenfistelkatheter (sorgfältig gegen Herausrutschen sichern!)
- Bei größerlumigen geblockten Nierenfistelkathetern in etwa 14 tägigem Abstand das Volumen des Blocks (meist 1–2 ml) überprüfen
- Bei längerfristig liegendem Nierenfistelkatheter regelmäßiges Wechseln (ca. alle 6–8 Wochen) organisieren

Mögliche Komplikationen

- (Koagel)Verstopfung des Nierenfistelkatheters: vorsichtiges langsames Anspülen mit maximal 5 ml steriler physiologischer Kochsalzlösung auf Anordnung
- Herausrutschen (Dislokation) des Nierenfistelkatheters: den zuständigen Arzt benachrichtigen; je früher der NFK neu eingelegt wird um so höher ist die Wahrscheinlichkeit, den vorhandenen Punktionskanal noch durchgängig zu finden
- Verkrustung des Nierenfistelkatheters, Steinbildung
- Perirenales Hämatom, sehr selten Infektion, Organverlust oder Verletzung benachbarter Organe (ca. 1–3 %)

2.14 Pyeloskopie, Nephroskopie, perkutane Nephrolitholapaxie (PCN)

Prinzip

Nach Einlage eines Führungsdrahts (Technik wie Nierenfistelkatheter, s. Abschn. dort) wird der Kanal aufbougiert und mit einem starren (26 Ch) oder flexiblen Instrument in das NBKS eingegangen (Abb. 12) und ein vorhandener (meist größerer) Stein zertrümmert und entfernt. Der Eingriff muß meist in Narkose erfolgen, kann jedoch in Einzelfällen (günstige Steinlokalisation, ausreichend großer Punktionskanal zum NBKS schon vorhanden) in Lokalanästhesie erfolgen. Unter Pyeloskopie versteht man eine Spiegelung des Nierenbeckens und der einsehbaren Kelche mit gleicher Technik. Eine Pyeloskopie oder Nephroskopie kann natürlich auch bei offenen Nierenoperationen durch Eröffnen des Nierenbeckens und Einführung des Instruments über diese Öffnung erfolgen.

Vorbereitung, Nachbehandlung und mögliche Komplikationen s. Abschn. Nierenfistelkatheter, bei notwendiger Narkose müssen entsprechend Röntgenthorax (nicht älter als 1 Jahr, bei Patienten über 30 Jahren oder kardiopulmonaler Vorerkrankung) und EKG (nicht älter als 1/2 Jahr; bei Patienten über 30 Jahren oder kardiopulmonaler Vorerkrankung) vorliegen.

Bei nicht gestautem Nierenbeckenkelchsystem muß dieses zur besseren perkutanen Punktierbarkeit zunächst über einen (evtl. blockbaren) Ureterenkatheter aufgefüllt werden (Umlagerung in Narkose!).

2.15 Laparoskopische Operationen, minimal invasive Operationen

Hierunter werden Operationen verstanden, bei denen CO_2 in die Bauchhöhle (Pneumoperitoneum) und / oder in das Retroperitoneum (Pneumoretroperitoneum) geleitet wird. Es kann dann über mehrere kleine Zugänge (Ports) unter optischer Kontrolle über eine Videokamera operiert werden. In letzter Zeit wird eine Kombination aus Laparoskopie und konventioneller Technik als gaslose Laparoskopie mit Miniinzision propagiert. Die Vorbereitung entspricht den konventionellen Eingriffen, da jederzeit die Notwendigkeit zum „Umsteigen" auf die konventionelle Operationstechnik eintreten kann. Verbreitete Indikationen sind die Nephrektomie von Schrumpfnieren, die Varikozelenoperation, Lymphozelenfensterungen und zahlreiche andere Operationen.

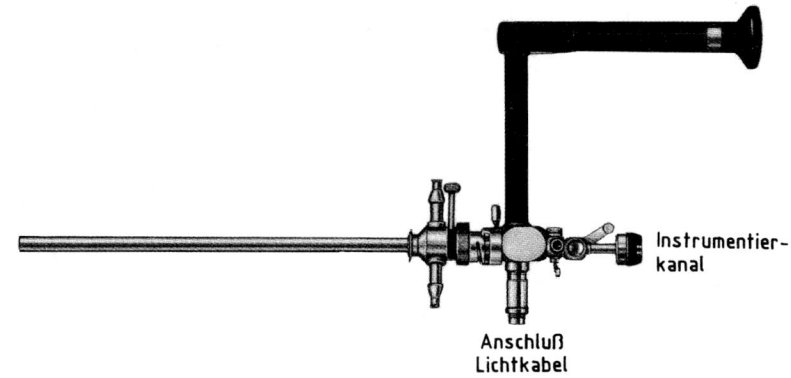

a

Anschluß
Lichtkabel

Instrumentier-
kanal

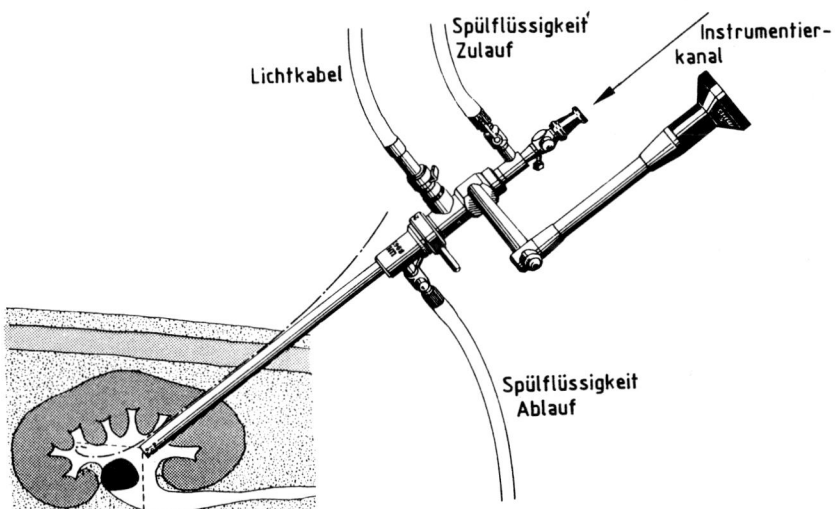

Lichtkabel

Spülflüssigkeit
Zulauf

Instrumentier-
kanal

Spülflüssigkeit
Ablauf

b

Abb. 12 a, b.   Nephroskopie. **a** Instrument, **b** Schema der Inspektion des Nierenbeckens

Vorteile gegenüber konventionellen offenchirurgischen Eingriffen

- Deutlich kürzerer Wundheilungsverlauf
- Geringere postoperative Schmerzen
- Mikrochirurgische Verhältnisse durch optimale Ausleuchtung und Vergrößerungseffekt des Videosystems

Mögliche Probleme

- Evtl. notwendiges „Umsteigen" auf die konventionelle Operationstechnik
- Punktionskomplikationen (versehentliche Punktion von Darm oder sogar großen Gefäßen)
- Subkutanes Emphysem
- CO_2-Absorption
- Gasembolie
- Trotz kleinem Zugang manchmal bei ausgedehnteren Eingriffen auch erhebliches inneres chirurgisches Trauma
- Schwierig zu erlernen, zumindest in der Anfangsphase zeitaufwendig
- Bei bösartigen Erkrankungen wurden Abklatschmetastasen an Punktionskanälen nachgewiesen

3 Schnittoperationen an den äußeren Genitalorganen

3.1 Hodenfreilegung

Prinzip

Freilegung von Hoden, Nebenhoden und Samenstrang über einen Hodensackschnitt: meist zur Abklärung akuter Schmerzen im Hodensack z. B. bei V. a. Hodentorsion; seltener zur Abklärung von Vergrößerungen dieser Organe (dann, vor allem bei V. a. Hodentumor, Zugang über einen Leistenschnitt). Meist schließen sich an eine Hodenfreilegung weitere Eingriffe (Biopsie, Schnellschnittuntersuchung, Semikastration, Orchidopexie, prophylaktische Orchidopexie des gegenseitigen Hodens) an.

Vorbereitung

- Op.-Labor (und ggf. CRP, AFP / β-HCG / PLAP auf Anordnung)
- Messung von Körpergröße, -gewicht, -temperatur und Blutdruck
- Urinkontrolle
- Sonographie der Skrotalorgane, der Nieren und des Abdomens
- Zusammenstellung der Voruntersuchungen bzw. Befunde (alte Akte, Brief des niedergelassenen Urologen, Befunde auswärtiger Untersuchungen)
- Anamnese, Aufnahmeuntersuchung, Aufklärungsgespräch und Einholen der Op.-Einwilligung durch den zuständigen Arzt
- Terminvereinbarung für Schnellschnittuntersuchung auf Anordnung
- Wannenbad bzw. Duschbad am Vorabend der Op. (Erwachsene)
- Darmreinigung mittels Klistier oder Einlauf am Vorabend der Op. (Erwachsene)
- Rasur der Op.-Region (Nabel bis Mitte Oberschenkel)
- Vorbereiteten Histologieschein mit in den Op. geben

Nachbehandlung

- Körperliche Schonung für einige Tage
- Suspensorium (oder enge Unterhose) für einige Tage
- Ggf. Kühlelement für 1–2 Tage
- Wenn erforderlich, Fädenentfernung am 5. postoperativen Tag (bei Leistenschnitt am 7. postoperativen Tag)

Mögliche Komplikationen

- Hydrozele auf der operierten Seite
- Selten Verletzung von Nachbarorganen, Hämatom, Wundheilungsstörung oder Atrophie des operierten Hodens

3.2 Orchidopexie

Prinzip

Befestigung des Hodens im Hodensack mit 1 oder 2 Nähten nach Hodentorsion oder vorbeugend auf der gesunden Seite (prophylaktische Orchidopexie). Zugang über einen kleinen Hodensackschnitt. Falls erforderlich, zuvor Hodenfreilegung und Detorsion (Zurückdrehen) des Hodens.

Vorbereitung, Nachbehandlung und mögliche Komplikationen s. Abschn. Hodenfreilegung

3.3 Semikastration

Prinzip

Operative Entfernung eines Hodens mit Nebenhoden und Samenstrang. Zugang über Hodensackschnitt oder Leistenschnitt (Hodentumoren!)

Vorbereitung, Nachbehandlung und mögliche Komplikationen s. Abschn. Hodenfreilegung. Bei Hodenatrophie oder fehlendem Hoden auf der Gegenseite präoperativ Bestimmung von Testosteron, LH und FSH

3.4 Hydrozelenoperation, Funikulozelenoperation und Spermatozelenabtragung

Prinzip

1) Hydrozelenoperation: Bei einer Hydrozele handelt es sich um eine Ansammlung von seröser Flüssigkeit innerhalb der Hodenhüllen. Über einen Hodensackschnitt wird die Wand der Hydrozele abgetragen (Operation nach v. Bergmann) oder verkleinert, umgeschlagen und vernäht (Operation nach Winkelmann); bezüglich kindlicher Hydrozelen s. Abschn. Operation eines offenen Processus vaginalis.
2) Funikulozelenoperation: Hier liegt die Flüssigkeitansammlung nicht um den Hoden herum wie bei der Hydrozele, sondern im Bereich des Samenstrangs. Von einem Hodensackschnitt aus wird die Wand der Funikulozele abgetragen.
3) Spermatozelenabtragung: Spermatozelen sind unterschiedlich große, vom Nebenhoden ausgehende Zysten, die mit spermienhaltiger Flüssigkeit gefüllt sind. Von einem Hodensackschnitt aus wird die oft mehrfach gekammerte Spermatozele komplett abgetragen. Der Eingriff wird ggf. mit einer Nebenhoden(teil)resektion kombiniert (s. Abschn. dort).

Vorbereitung

- Op.-Labor
- Messung von Körpergröße, -gewicht, -temperatur und Blutdruck
- Urinkontrolle
- Röntgenthorax (nicht älter als 1 Jahr, bei Patienten über 30 Jahren oder kardiopulmonaler Vorerkrankung)
- EKG (nicht älter als 1/2 Jahr; bei Patienten über 30 Jahren oder kardiopulmonaler Vorerkrankung)
- Zusammenstellung der Voruntersuchungen bzw. Befunde (alte Akte, Röntgenbilder, Brief des niedergelassenen Urologen, Befunde auswärtiger Untersuchungen)
- Anamnese, Aufnahmeuntersuchung, Aufklärungsgespräch und Einholen der Op.-Einwilligung durch den zuständigen Arzt
- Wannenbad bzw. Duschbad am Vorabend der Op.
- Darmreinigung mittels Klistier oder Einlauf am Vorabend der Op.
- Rasur der Genitalregion (Bauchnabel bis Oberschenkelmitte)
- Vorbereiteten Histologieschein mit in den Op. geben

Nachbehandlung

- Körperliche Schonung für einige Tage (wegen Schwellneigung im Operationsgebiet überwiegend Bettruhe; kurze Gänge wie z. B. zur Toilette gestattet)
- Low-dose-Heparinisierung
- Suspensorium (oder enge Unterhose) für einige Tage
- Kühlelement für 1–2 Tage
- Mobilisation und Kostaufbau ab dem Abend des Op.-Tages
- Drainage entfernen bzw. kürzen auf Anordnung
- Wenn erforderlich, Fädenentfernung am 5. – 7. postoperativen Tag

Mögliche Komplikationen

- Selten Hämatom, Wundheilungsstörung, Rezidiv oder Hodenatrophie

3.5 Hodenbiopsie

Prinzip

Entnahme einer Gewebeprobe aus einem oder beiden Hoden; Grund hierfür ist meist entweder ein unerfüllter Kinderwunsch (Hodensackschnitt, ggf. beidseitige Operation) oder der Verdacht auf einen evtl. vorliegenden Hodentumor (Leistenschnitt). Das entnommene Gewebe wird entweder in physiologische Kochsalzlösung (wenn sofortige Untersuchung gewährleistet ist) oder in eine spezielle gepufferte Lösung (bei notwendigem Versand) gegeben.

Vorbereitung, Nachbehandlung und mögliche Komplikationen ähnlich der Hodenfreilegung (siehe dort); bei unerfülltem Kinderwunsch oder Hodenatrophie auf der Gegenseite präoperativ Bestimmung von Testosteron, LH und FSH; perioperative Antibiotikaprophylaxe auf Anordnung.

3.6 Leistenhodenoperation

Prinzip

Von einem Leistenschnitt aus wird ein nicht in den Hodensack abgestiegener Hoden aufgesucht, von etwaigen Verwachsungen gelöst und in den Hodensack gelegt sowie dort fixiert. Diese Operation wird üblicherweise im Kindesalter (möglichst früh, idealerweise vor dem 2. Lebensjahr) vorgenommen. Ausnahmsweise kann eine solche Operation auch einmal bei Jugendlichen oder gar Erwachsenen erforderlich sein. Unter einem offenen Processus vaginalis (peritonei) versteht man ein Offenbleiben der Verbindung zwischen Bauchhöhle und Hodenhüllen. Ein solcher „offener Processus" wird häufig in Verbindung mit Leistenhoden gefunden und dann in gleicher Sitzung zur Bauchhöhle hin unterbunden und durchtrennt.

Vorbereitung

- Kleines BB, CPK (Kinder), Op.-Labor (Erwachsene)
- Messung von Körpergröße, -gewicht, -temperatur und Blutdruck
- Urinkontrolle
- Zusammenstellung der Voruntersuchungen bzw. Befunde (alte Akte, Brief des niedergelassenen Urologen, Befunde auswärtiger Untersuchungen)
- Anamnese, Aufnahmeuntersuchung, Aufklärungsgespräch und Einholen der Op.-Einwilligung der Eltern durch den zuständigen Arzt
- Wannenbad bzw. Duschbad am Vorabend der Op. (Erwachsene)
- Darmreinigung mittels Klistier oder Einlauf am Vorabend der Op. (Erwachsene)
- Rasur der Op.-Region (Erwachsene, Nabel bis Mitte Oberschenkel)
- Vorbereiteten Histologieschein mit in den Op. geben

Nachbehandlung

- Wundkontrolle und Pflasterwechsel meist durch niedergelassenen Urologen

Mögliche Komplikationen

- Verlust des betroffenen Hodens (Organ zu klein und/oder nicht verlagerbar)
- Wiederhochrutschen des operierten Hodens
- Theoretisch möglich, aber bei Kindern erfreulich selten: Bluterguß, Wundinfektion

3.7 Kastration

Prinzip

Operative Entfernung beider Hoden und Nebenhoden von Hodensackschnitten oder Leistenschnitten aus zur Hormonentzugsbehandlung bei fortgeschrittenem Prostatakarzinom.

Vorbereitung

- Op.-Labor (PSA auf Anordnung)
- Messung von Körpergröße, -gewicht, -temperatur und Blutdruck
- Urinkontrolle
- Röntgenthorax (nicht älter als 1 Jahr, bei Patienten über 30 Jahren oder kardiopulmonaler Vorerkrankung)
- EKG (nicht älter als 1/2 Jahr; bei Patienten über 30 Jahren oder kardiopulmonaler Vorerkrankung)
- Zusammenstellung der Voruntersuchungen bzw. Befunde (alte Akte, Röntgenbilder, Brief des niedergelassenen Urologen, Befunde auswärtiger Untersuchungen)
- Anamnese, Aufnahmeuntersuchung, Aufklärungsgespräch und Einholen der Op.-Einwilligung durch den zuständigen Arzt
- Wannenbad bzw. Duschbad am Vorabend der Op.
- Darmreinigung mittels Klistier oder Einlauf am Vorabend der Op.
- Rasur der Genitalregion (Bauchnabel bis Oberschenkelmitte)

Nachbehandlung

- Mobilisation und Kostaufbau ab dem Abend des Op.-Tages (längere Flachlagerung nach Anordnung des Anästhesisten bei Spinalanästhesie)
- Ggf. Drainage entfernen auf Anordnung
- Wenn erforderlich, Fädenentfernung 5. – 7. postoperativer Tag

Mögliche Komplikationen

- Erscheinungen des Mangels an männlichem Sexualhormon: Erektionsverlust, Hitzewallungen etc.
- Selten: Hämatom oder Wundheilungsstörung

3.8 Orchiektomie nach Riba

Prinzip

Komplettes Ausschälen des gesamten Hodengewebes aus der Hodenkapsel und anschließend Verschluß der Hodenkapsel mittels Naht; kosmetisch günstiger als die Kastration, da man den Eindruck hat, daß sich noch etwas im Hodensack befindet.

Vorbereitung, Nachbehandlung und mögliche Komplikationen wie bei Kastration (siehe dort).

3.9 Hodenprothesenimplantation

Prinzip

Einlegen einer speziellen (quervernetzten und damit auslaufgeschützten) Silikonprothese in die leere Hodensackhälfte. Zugang meist über einen Leistenschnitt.

Vorbereitung, Nachbehandlung und mögliche Komplikationen ähnlich wie bei einer Hydrozelenoperation (siehe dort), jedoch zusätzlich:
- Präoperativ: Auswahl der passenden Prothese durch den Operateur
- Perioperativ: Antibiotikaprophylaxe mit der Narkose-Einleitung und am Op.-Tag

3.10 Nebenhoden(teil)resektion

Prinzip

Entfernen eines Teils oder des kompletten Nebenhodens von einem Hodensackschnitt aus bei chronischen Entzündungen, Schmerzen und / oder Zysten im Bereich des Nebenhodens.

Vorbereitung, Nachbehandlung und mögliche Komplikationen ähnlich wie bei einer Hydrozelenoperation (siehe dort).

3.11 Vasektomie

Prinzip

Herausschneiden eines Stücks aus beiden Samenleitern und Unterbindung der jeweiligen Samenleiterstümpfe von kleinen Hodensackschnitten aus; entweder zur freiwilligen Sterilisation oder zur Vorbeugung von Nebenhodenentzündungen bei Patienten, die langfristig einen transurethralen DK tragen müssen; außerdem routinemäßig Bestandteil der suprapubischen Prostataadenomenukleation (SPE). Der Eingriff erfolgt in der Regel in Lokalanästhesie und kann ambulant durchgeführt werden.

Vorbereitung

- Einwilligung des Patienten nach sorgfältiger Information und hinreichender Überlegungsfrist bis zur Durchführung des Eingriffs erforderlich
- Gemeinsame Entscheidung beider Partner von besonderer Bedeutung (bei prophylaktischer Vasektomie wegen DK entbehrlich)

- Bei der Sterilisationsvasektomie sorgfältige Aufklärung durch den zuständigen Arzt oder Operateur über
  - Versagerquote
  - Erforderliche Kontrolluntersuchungen
  - Zusätzliche Empfängnisverhütung bis zum Abschluß dieser Untersuchungen
  - Bedeutung knotiger Veränderungen im Resektionsgebiet als Hinweis auf ein Spermagranulom und evtl. Rekanalisation
  - Allg. Komplikationen (Hämatom, Entzündung des Samenstrangs und / oder des Nebenhodens, Wundheilungsstörung)
  - Neuste Erkenntnisse bzw. Vermutungen über den Zusammenhang zwischen Vasektomie und PCA (siehe unten)
- Rasur der Genitalregion
- Histologieschein vorbereiten und mit in den Op. geben (bei prophylaktischer Vasektomie wegen DK entbehrlich)

Nachbehandlung

- Körperliche Schonung für einige Tage
- Suspensorium (oder enge Unterhose) für einige Tage
- Falls erforderlich Fädenentfernung am 5. – 7. postoperativen Tag
- Bei der Sterilisationsvasektomie Ejakulatkontrollen nach z. B. 6, 8 und 12 Wochen organisieren (erst wenn in 3 aufeinanderfolgenden Kontrollen keine Spermien mehr vorhanden sind, kann auf Empfängnisverhütung verzichtet werden!)

Mögliche Komplikationen

- Versagerquote ca. 1 % durch:
  - Intraoperativen Identifikationsirrtum (Histologie!)
  - Samenleitermehrfachanlage (Rarität, Hoden und NH ebenfalls mehrfach angelegt)
  - Spontanrekanalisation
  - Früh-Rekanalisation: postoperativ keine negative Ejakulatanalyse
  - Spät-Rekanalisation: postoperativ zunächst negative Ejakulatanalyse
  - Spermagranulom als entscheidender prädisponierender Faktor für eine Rekanalisation; unbedingt erneute Ejakulatkontrollen bei Hinweisen auf ein Spermagranulom, besonders wenn sich dieses durch Drainage mehr oder weniger rasch wieder zurückbildet!
- Selten Nachblutung, Infektion (Epididymitis, lymphogene Fortleitung möglich!) oder Wundheilungsstörung
- Psychologische Probleme: Je sorgfältiger der Entschluß vorher getroffen wird, desto geringer ist die Gefahr späterer seelischer Bela-

stungen; „Verweiblichung" konnte weder endokrinologisch noch anhand von Hodenbiopsien festgestellt werden

- Prostatakarzinom (PCA) nach Vasektomie: Einige Autoren errechneten für Vasektomierte ein relatives Risiko, an einem PCA zu erkranken, von ca. 1,6 im Vergleich zu Nichtvasektomierten, die ein relatives Risiko von 1 haben (zum Vergleich beträgt laut Roth/Hertle 1994 das relative Risiko an einem Bronchialkarzinom zu erkranken, bei Menschen die täglich 31–40 filterlose Zigaretten rauchen, 80 (!) im Vergleich zu Nichtrauchern mit einem relativen Risiko von 1); Sidney (1991) und Nienhuis (1992) fanden kein erhöhtes Risiko für ein PCA nach Vasektomie; die American Urological Association (AUA) empfiehlt (17.2.93): Männer, bei denen eine Vasektomie mehr als 20 Jahre zurückliegt oder die zum Zeitpunkt der Vasektomie älter als 40 Jahre waren, sollten sich in jährlichen Abständen einer rektalen Tastuntersuchung und Bestimmung des PSA-Serumspiegels unterziehen (Die gleiche Empfehlung gibt die AUA allen Männern im Alter von 50–70 Jahren). Der den o.g. Beobachtungen zugrundeliegende Mechanismus ist unklar; eine Vasovasostomie wird von der AUA nicht empfohlen. Männer, die sich für eine Vasektomie entschieden haben, sollten auf den gegenwärtigen Stand der Erkenntnisse hingewiesen werden (s.o.).

3.12 Vasovasostomie und Epididymovasostomie

Prinzip

In Allgemeinnarkose wird mit mikrochirurgischem Instrumentarium (Op.-Mikroskop) eine neue Verbindung (Anastomose) z.B. zwischen bei der Vasektomie entstandenen Samenleiterstümpfen genäht (Vasovasostomie). Unter Umständen muß zuvor eine Vesikulographie (siehe dort) vorgenommen werden, um die freie Durchgängigkeit des operierten Samenleiters sicherzustellen. Unter Umständen liegt ein Samenleiterverschluß so ungünstig, daß eine Anastomose direkt zwischen Nebenhoden (Epididymis) und Samenleiter geschaffen werden muß (Epididymovasostomie). Kann während eines solchen Eingriffs kein Verschluß gefunden werden und entleeren sich aus dem Nebenhoden keine Spermien, so unterbleiben die o.g. Manöver und es erfolgt eine beiderseitige Hoden-PE, da ein Schaden auf der Ebene der Spermienbildung im Hoden angenommen werden muß.

Vorbereitung

- Op.-Labor; Testosteron, LH und FSH sowie Spermiogramm auf Anordnung

- Messung von Körpergröße, -gewicht, -temperatur und Blutdruck
- Urinkontrolle
- EKG (nicht älter als 1/2 Jahr; bei Patienten über 30 Jahren oder kardiopulmonaler Vorerkrankung)
- Zusammenstellung der Voruntersuchungen bzw. Befunde (alte Akte, Röntgenbilder, Brief des niedergelassenen Urologen, Befunde auswärtiger Untersuchungen)
- Anamnese, Aufnahmeuntersuchung, Aufklärungsgespräch und Einholen der Op.-Einwilligung durch den zuständigen Arzt
- Low-dose-Heparinisierung
- Wannenbad bzw. Duschbad am Vorabend der Op.
- Darmreinigung mittels Klistier oder Einlauf am Vorabend der Op.
- Rasur der Genitalregion (Bauchnabel bis Oberschenkelmitte)
- Vorbereiteten Histologieschein mit in den Op. geben
- Perioperative Antibiotikaprophylaxe mit der Narkoseeinleitung

Nachbehandlung

- Körperliche Schonung für einige Tage
- Suspensorium (oder enge Unterhose) für einige Tage
- Falls erforderlich Fädenentfernung am 5. – 7. postoperativen Tag

Mögliche Komplikationen

- Selten Hämatom, Epididymitis, Wundheilungsstörung, erneuter narbiger Samenleiterverschluß, Spermagranulom, Spermafistel

3.13 Operation eines offenen Processus vaginalis

Prinzip

Unter einem offenen Processus vaginalis (peritonei) versteht man ein Offenbleiben der Verbindung zwischen Bauchhöhle und Hodenhüllen. Der Verbindungsgang kann sehr fein ausgebildet sein und u. U. Ventilcharakter annehmen: Flüssigkeit aus der Bauchhöhle kann in die Hodenhüllen gelangen und so die Hydrozele im Kindesalter verursachen. Ein solcher „offener Processus" wird häufig in Verbindung mit Leistenhoden gefunden und in gleicher Sitzung dann zur Bauchhöhle hin unterbunden und durchtrennt. Von einem Leistenschnitt aus wird ein solcher „offener Processus" aufgesucht und durchtrennt.

Vorbereitung

- Kleines BB, CPK
- Messung von Körpergröße, -gewicht, -temperatur und Blutdruck
- Urinkontrolle
- Zusammenstellung der Voruntersuchungen bzw. Befunde (alte Akte, Brief des niedergelassenen Urologen, Befunde auswärtiger Untersuchungen)
- Anamnese, Aufnahmeuntersuchung, Aufklärungsgespräch und Einholen der Op.-Einwilligung der Eltern durch den zuständigen Arzt

Nachbehandlung

- Fädenentfernung in aller Regel nicht erforderlich, da die Hautnaht mittels resorbierbarer Intracutan-Naht erfolgt
- Wundkontrolle und Pflasterwechsel meist durch niedergelassenen Urologen

Mögliche Komplikationen

- Theoretisch möglich, aber bei Kindern erfreulich selten: Bluterguß, Wundinfektion
- Selten Rezidiv

3.14 Varikozelenoperation

Prinzip

Aufsuchen der Vena testicularis oder des entsprechenden Venengeflechts, welche eine schädliche Krampfaderbildung des entsprechenden Samenstrangs unterhält, über einen Unterbauchschnitt. Wird nur die Vene oder das Venengeflecht durchtrennt, spricht man von einer Operation nach Bernardi; bei Durchtrennung von Vena und Arteria testicularis von einer Operation nach Palomo.

Vorbereitung

- Op.-Labor
- Messung von Körpergröße, -gewicht, -temperatur und Blutdruck
- Urinkontrolle
- Sonographie der Nieren
- Doppler-Untersuchung der Samenstranggefäße

- Spermiogramm auf Anordnung
- Zusammenstellung der Voruntersuchungen bzw. Befunde (alte Akte, Brief des niedergelassenen Urologen, Befunde auswärtiger Untersuchungen)
- Anamnese, Aufnahmeuntersuchung, Aufklärungsgespräch und Einholen der Op.-Einwilligung durch den zuständigen Arzt
- Wannenbad bzw. Duschbad am Vorabend der Op.
- Darmreinigung mittels Klistier oder Einlauf am Vorabend der Op.
- Rasur der Genitalregion (2 cm oberhalb des Nabels bis Mitte des Oberschenkels)

Nachbehandlung

- Mobilisation noch am Op.-Tag
- Kostaufbau auf Anordnung
- Fädenentfernung am 7. postoperativen Tag

Mögliche Komplikationen

- Bestehenbleiben der Varikozele (Persistenz), selten Rezidiv
- Hydrozele auf der operierten Seite
- Selten Verletzung von Nachbarorganen

3.15 Varikozelensklerosierung nach Tauber

Prinzip

Von einem Hodensackschnitt aus wird in Lokalanästhesie eine Vene des Krampfadergeflechts im Bereich des Samenstranges (Varikozele) aufgesucht und mittels Kontrastmittel in ihrem Abflußgebiet dargestellt (antegrade Spermatikographie). Anschließend wird das gesamte Geflecht und die zugehörige Vena testicularis mit einem Venenverödungsmittel sklerosiert.

Vorbereitung

- Op.-Labor
- Messung von Körpergröße, -gewicht, -temperatur und Blutdruck
- Urinkontrolle
- Sonographie der Nieren
- Doppler-Untersuchung der Samenstranggefäße
- Spermiogramm auf Anordnung

- Zusammenstellung der Voruntersuchungen bzw. Befunde (alte Akte, Brief des niedergelassenen Urologen, Befunde auswärtiger Untersuchungen)
- Anamnese, Aufnahmeuntersuchung, Aufklärungsgespräch und Einholen der Op.-Einwilligung durch den zuständigen Arzt
- Wannenbad bzw. Duschbad am Vorabend der Op.
- Rasur der Genitalregion (2 cm oberhalb des Nabels bis Mitte des Oberschenkels)

Nachbehandlung

- Körperliche Schonung für einige Tage
- Suspensorium (oder enge Unterhose) für einige Tage
- Kühlelement für 1–2 Tage
- Wenn erforderlich, Fädenentfernung am 5. postoperativen Tag

Mögliche Komplikationen

- Bestehenbleiben der Varikozele (Persistenz), selten Rezidiv
- Hydrozele auf der operierten Seite
- Selten Verletzung von Nachbarorganen, Hämatom oder Wundheilungsstörung

3.16 Penisprothese

Prinzip

Als letzte Therapiemöglichkeit bei anders nicht behandelbarer Erektionsschwäche: Aushöhlung der Schwellkörper des Penis (Corpora cavernosa) und Einsetzen von Prothesen in diese Schwellkörper. Es gibt hier eine Vielzahl von mechanischen und hydraulischen Systemen, die unterschiedliche Anwendungsprofile haben und ggf. auch eine im Hodensack untergebrachte Pumpe und ein im Unterbauch plaziertes Reservoir besitzen.

Vorbereitung

- Op.-Labor (Blutgruppe)
- Messung von Körpergröße, -gewicht, -temperatur und Blutdruck
- Urinkontrolle
- Röntgenthorax (nicht älter als 1 Jahr, bei Patienten über 30 Jahren oder kardiopulmonaler Vorerkrankung)

- EKG (nicht älter als 1/2 Jahr; bei Patienten über 30 Jahren oder kardiopulmonaler Vorerkrankung)
- Zusammenstellung der Voruntersuchungen bzw. Befunde (alte Akte, Röntgenbilder, Brief des niedergelassenen Urologen, Befunde auswärtiger Untersuchungen)
- Zur Operation müssen vorliegen: Urethrozystoskopie, Restharnbestimmung, Uroflow (transurethrale Eingriffe erfordern nach der Versorgung mit einer Penis-Prothese u. U. Spezialinstrumente!)
- Anamnese, Aufnahmeuntersuchung, Aufklärungsgespräch und Einholen der Op.-Einwilligung möglichst unter Einbeziehung der Sexualpartnerin des Patienten durch den zuständigen Arzt
- Bei hydraulischem System Festlegung einer optimalen Pumpenlokalisation durch den Operateur gemeinsam mit dem Patienten
- Low-dose-Heparinisierung
- Wannenbad bzw. Duschbad am Vorabend der Op.
- Darmreinigung mittels Klistier oder Einlauf am Vorabend der Op.
- Rasur der Genitalregion (Bauchnabel bis Oberschenkelmitte)
- Perioperative Antibiotikaprophylaxe

Nachbehandlung

- Fortführung der Antibiotikaprophylaxe oral
- Mobilisation und Kostaufbau am Abend des Op.-Tages
- Am Op.-Tag Beobachtung der Drainage, Kontrolle der Vitalzeichen und der Urinausscheidung mittels Beobachtungsbogen
- Drainage je nach Fördermenge ab dem 2. postoperativen Tag kürzen und schließlich entfernen
- Redon-Drainage je nach Fördermenge am 2. postoperativen Tag entfernen
- SPK für etwa 1 Woche; danach SPK abstöpseln und nach Restharnkontrolle entfernen
- Hydraulische Prothese mit Reservoir und Pumpe:
  - Ablassen der zum Ende der Op. zur Blutstillung aufgepumpten Prothese und erneutes Aufpumpen am 3. postoperativen Tag durch den zuständigen Arzt oder Operateur
  - Danach bis zur Entlassung 1×tgl. maximales Aufpumpen und Ablassen der Prothese, was zunehmend vom Patienten selbst gelernt werden sollte; zwischen dem Aufpumpen sollte die Prothese im entleerten Zustand getragen werden
  - Erster Geschlechtsverkehr nach 3 Wochen möglich
- Fädenentfernung am 7. postoperativen Tag
- Vor Entlassung Urinkontrolle und Uroflow

Mögliche Komplikationen

- Protheseninfektion, Wundheilungsstörung, Prothesenwanderung
- Mangelnde psychosexuelle Akzeptanz durch Patient und / oder Partnerin
- Technische Defekte (vor allem bei hydraulischen mehrteiligen Systemen)

3.17 Frenulotomie

Prinzip

Durchtrennung eines zu kurz angelegten Vorhautbändchens (lat. Frenulum breve) in Lokalanästhesie oder bei kleineren Kindern in einer kurzen Allgemeinnarkose. Ambulanter Eingriff, besondere Vorbereitung ist nicht erforderlich

Nachbehandlung

- Kamille-Sitzbäder bzw. Penisbäder ab. 3. postoperativem Tag mit von diesem Tag an regelmäßigem Zurückstreifen der Vorhaut um Vorhaut-Verklebungen zu vermeiden
- Fädenentfernung nicht erforderlich

Mögliche Komplikationen

- Selten Nachblutung, Hämatom, Wundheilungsstörung, Harnröhrenverletzung

3.18 Hypospadieoperation

Prinzip

Operative Verlagerung einer anlagebedingt an der Unterseite des Penis in unterschiedlicher falscher Lokalisation befindlichen äußeren Harnröhrenöffnung (Meatus) in die normale Position in einer oder zwei Operationssitzungen.

Vorbereitung

- Op.-Labor
- Messung von Körpergröße, -gewicht, -temperatur und Blutdruck
- Urinkontrolle

- Zusammenstellung der Voruntersuchungen bzw. Befunde (alte Akte, Röntgenbilder, Brief des niedergelassenen Urologen, Befunde auswärtiger Untersuchungen)
- Anamnese, Aufnahmeuntersuchung, Aufklärungsgespräch und Einholen der Op.-Einwilligung durch den zuständigen Arzt
- Wannenbad bzw. Duschbad am Vorabend der Op.
- Rasur der Genitalregion (bei Erwachsenen)
- Perioperative Antibiotikaprophylaxe (i. v. mit der Narkoseeinleitung; postoperativ orale Fortführung)

Nachbehandlung

- Erster Verbandswechsel durch Operateur oder zuständigen Arzt am 2. postoperativen Tag: Verwendung einer nichthaftenden Wundauflage (Telfa) und Hochschlagen des Penis auf den Bauch; bei Kindern Ausleitung eines Harnröhrensplints durch ein Loch in der Papierwindel in eine zweite
- Kostaufbau ab dem Abend des Op.-Tages
- Mobilisation auf Anordnung
- Harnröhrensplint (dribbling splint) für 8–10 Tage (evtl. an der Eichel angenäht)
- SPK 1–2 Tage länger (nach Splintentfernung abstöpseln und bei beschwerdefreiem Wasserlassen entfernen)
- Ggf. Fädenentfernung in Kurznarkose (Kleinkinder)

Mögliche Komplikationen

- Fistelbildung, Meatusenge oder Harnröhrenstrikturen

3.19 Nesbit-Operation, Operation nach Schröder-Essed

Prinzip

Ausgleich einer angeborenen (kongenitalen) oder erworbenen Penisverkrümmung (Penisdeviation) durch Herausschneiden von Fenstern aus der Wand der Schwellkörper an der Außenseite der Kurvatur und anschließende Naht der Schwellkörper (Verfahren nach Nesbit). Das Verfahren nach Schröder-Essed verzichtet auf das Herausschneiden von Fenstern, sondern verwendet ausschließlich nichtresorbierbare Raffnähte an der Außenseite der Kurvatur.

Vorbereitung

- Op.-Labor
- Messung von Körpergröße, -gewicht, -temperatur und Blutdruck
- Urinkontrolle
- Röntgenthorax (nicht älter als 1 Jahr, bei Patienten über 30 Jahren oder kardiopulmonaler Vorerkrankung)
- EKG (nicht älter als 1/2 Jahr; bei Patienten über 30 Jahren oder kardiopulmonaler Vorerkrankung)
- Zusammenstellung der Voruntersuchungen bzw. Befunde (alte Akte, Röntgenbilder, Brief des niedergelassenen Urologen, Befunde auswärtiger Untersuchungen)
- Aussagekräftige Fotos des erigierten Penis aus unterschiedlichen Blickwinkeln müssen zur Operation vorliegen
- Anamnese, Aufnahmeuntersuchung, Aufklärungsgespräch und Einholen der Op.-Einwilligung durch den zuständigen Arzt
- Wannenbad bzw. Duschbad am Vorabend der Op.
- Darmreinigung mittels Klistier oder Einlauf am Vorabend der Op.
- Rasur der Genitalregion (Bauchnabel bis Oberschenkelmitte)
- Perioperative Antibiotikaprophylaxe

Nachbehandlung

- 1. Verbandswechsel durch den Operateur oder den zuständigen Arzt am 2. postoperativen Tag: Schornsteinverband aus nichtelastischem Material; Entfernen einer evtl. eingelegten Mini-Redon-Drainage
- SPK für 1 Woche, dann abstöpseln und bei restharn- und beschwerdefreier Spontanmiktion entfernen
- Urinkontrolle vor Entlassung
- Sexuelle Enthaltung (Karenz) für 6 Wochen

Mögliche Komplikationen

- Rezidiv, unbefriedigendes kosmetisches Resultat, Penisverkürzung, Sensibilitätsstörungen am Penis
- Hämatom, Wundheilungsstörung, Reißen der Nähte

3.20 Zirkumzision

Prinzip

Totale oder teilweise Vorhautbeschneidung in Lokal- oder Allgemeinnarkose.

Vorbereitung

- Anamnese, Aufnahmeuntersuchung, Aufklärungsgespräch und Einholen der Op.-Einwilligung (der Eltern) durch den zuständigen Arzt

Nachbehandlung

- Kamillesitzbäder bzw. Penisbäder ab dem 3. postoperativem Tag mit von diesem Tag an regelmäßigem Zurückstreifen der Vorhaut, um bei nur sparsamer Beschneidung Vorhautverklebungen zu vermeiden
- Fädenentfernung nicht erforderlich

Mögliche Komplikationen

- Selten Nachblutung, Hämatom oder Wundheilungsstörung

3.21 Meatotomie

Prinzip

Operative Erweiterung einer angeborenen oder erworbenen Verengung der äußeren Harnröhrenmündung (Meatus-Stenose) in Lokalanästhesie oder (selten) in einer kurzen Allgemeinnarkose.

Vorbereitung

- Urinkontrolle, Uroflow, Meatuskalibrierung und Restharnbestimmung sollten vorliegen
- Anamnese, Aufnahmeuntersuchung, Aufklärungsgespräch und Einholen der Op.-Einwilligung durch den zuständigen Arzt

Nachbehandlung

- Evtl. eingelegten DK am 1. postoperativen Tag entfernen
- Kamillesitzbäder bzw. Penisbäder ab dem 3. postoperativen Tag
- Fädenentfernung nicht erforderlich

Mögliche Komplikationen

- Rezidiv
- Selten Nachblutung, Hämatom oder Wundheilungsstörung

4 Schnittoperationen an Niere und Harnleiter

4.1 Nephrektomie

Prinzip

Nierenentfernung, die je nach Operationsindikation (Gründe derentwegen dem Patienten die Operation empfohlen wird) durch die Bauchhöhle hindurch (transabdominal in Rückenlage, querer Oberbauchschnitt = Chevronschnitt) oder mittels Flankenschnitt (Seitenlage, evtl. mit Rippenresektion) vorgenommen werden kann.

Vorbereitung

- Op.-Labor (Blutgruppe, 2 EK kreuzen und 2 bereithalten; ggf. Eigenblutentnahme)
- Messung von Körpergröße, -gewicht, -temperatur und Blutdruck
- Urinkontrolle
- Röntgenthorax
- EKG
- Zusammenstellung der Voruntersuchungen bzw. Befunde (alte Akte, Röntgenbilder, Brief des niedergelassenen Urologen, Befunde auswärtiger Untersuchungen)
- Es müssen zur Op. vorliegen: Sonogramm, Ausscheidungsurogramm, ggf. intraarterielle DSA der Nieren, CT, ggf. seitengetrennte Nierenclearence, ggf. retrograde Darstellung der Harnwege
- Anamnese, Aufnahmeuntersuchung, Aufklärungsgespräch und Einholen der Op.-Einwilligung durch den zuständigen Arzt
- Bei älteren und / oder kardiopulmonal vorerkrankten Patienten ggf. internistisches und / oder anästhesiologische Konsiliaruntersuchung
- Low-dose-Heparinisierung (bei Kindern nicht)
- Wannenbad bzw. Duschbad am Vorabend der Op.
- Darmreinigung
- Rasur der Op.-Region:
  - Flankenschnitt: Mamille bis ca. 5 cm unterhalb des Nabels auf der zu operierenden Seite; allenfalls bei Männern erforderlich, nachsehen!

– Chevron-Schnitt: dito, jedoch auf beiden Seiten
- Vorbereiteten Histologieschein (bei Schnellschnitt ggf. mehrere Scheine und Taxischein) mit in den Op. geben

Nachbehandlung

- Am Op.-Tag Beobachtung der Drainage, Kontrolle der Vitalzeichen und der Urinausscheidung mittels Beobachtungsbogen
- 1. postoperativer Tag: kleines BB, Retentionswerte, Elektrolyte
- Eingelegten DK möglichst frühzeitig entfernen (bei einer kombinierten Entfernung von Niere und Harnleiter – Nephroureterektomie – sollte der DK ca. 1 Woche belassen werden)
- Drainage(n) je nach Fördermenge ab dem 2. postoperativen Tag kürzen und schließlich entfernen
- Kostaufbau nach Anordnung
- Redon-Drainage je nach Fördermenge am 2. postoperativen Tag entfernen
- Mobilisation ab dem Abend des Op.-Tages
- Vor Entlassung sonographische Kontrolle, Urinkontrolle, kleines BB, Retentionswerte, Elektrolyte

Mögliche Komplikationen

- Auftreten oder Verschlimmerung einer bestehenden Niereninsuffizienz (Unfähigkeit der Restniere, die Schlackenstoffe aus dem Blut zu filtern, ablesbar an einer Erhöhung der Retentionswerte); meist nur in geringem, klinisch nicht wichtigem Ausmaß (Laborkontrollen!)
- Harnwegsinfekt (selten)
- Blutung (selten), Verletzung von Nachbarorganen (Milz)

4.2 Pyelolithotomie

Prinzip

Entfernung eines Steins aus dem Nierenbecken mittels Flankenschnitt. Je nach intraoperativem Befund kann in gleicher Sitzung eine innere Harnleiterschiene oder ein Nierenfistelkatheter (NFK) eingelegt werden.

Vorbereitung und Nachbehandlung wie Nierenfreilegung (siehe dort), Abweichungen:

- Postoperative Harnwegsübersichts- und / oder Nierenleerschichtaufnahmen zur Beurteilung des Op.-Erfolgs
- Perioperative Antibiotikaprophylaxe

Mögliche Komplikationen

- Zurückbleiben von Steinresten
- Harnwegsinfekt
- Ungünstige Vernarbung mit Ausbildung einer Engstelle (Striktur) im Bereich des Harnleiterabganges
- Selten Blutung, Urinfistel, Urinom, Organverlust oder Verletzung von Nachbarorganen (Milz)

4.3 Nierenfreilegung

Prinzip

Über einen Flankenschnitt wird die Niere im Retroperitonealraum (Raum hinter der Bauchhöhle) freigelegt, um unklare Raumforderungen mittels Schnellschnitt oder direkter Inaugenscheinnahme abzuklären. Früher wurden über einen solchen Eingriff auch sog. „offene Nierenbiopsien" vorgenommen. Derzeit werden Nierenbiopsien fast nur noch mittels ultraschallgesteuerter PE (siehe dort) gewonnen.

Vorbereitung

- Op.-Labor (Blutgruppe, 2 EK bereithalten; ggf. Eigenblutentnahme)
- Messung von Körpergröße, -gewicht, -temperatur und Blutdruck
- Urinkontrolle
- Röntgenthorax
- EKG
- Zusammenstellung der Voruntersuchungen bzw. Befunde (alte Akte, Röntgenbilder, Brief des niedergelassenen Urologen, Befunde auswärtiger Untersuchungen)
- Es müssen zur Op. vorliegen: Sonogramm, Ausscheidungsurogramm, ggf. seitengetrennte Nierenclearence (evtl. Lasixclearence), ggf. retrograde Darstellung
- Anamnese, Aufnahmeuntersuchung, Aufklärungsgespräch und Einholen der Op.-Einwilligung durch den zuständigen Arzt
- Low-dose-Heparinisierung (nicht bei Kindern)
- Wannenbad bzw. Duschbad am Vorabend der Op.
- Darmreinigung mittels Klistier oder Einlauf am Vorabend der Op.
- Rasur der Op.-Region (Mamille bis ca. 5 cm unterhalb des Nabels auf der zu operierenden Seite; allenfalls bei Männern erforderlich, nachsehen!)
- Vorbereiteten Histologieschein (bei Schnellschnitt ggf. mehrere Scheine und Taxischein) mit in den Op. geben
- Ggf. frühzeitig Schnellschnitt vereinbaren

- Mögliche Nephrektomie mit allen daraus resultierenden Konsequenzen muß mit dem Patienten besprochen sein

Nachbehandlung

- Am Op.-Tag Beobachtung der Drainage, Kontrolle der Vitalzeichen und der Urinausscheidung mittels Beobachtungsbogen
- 1. postoperativer Tag: kleines BB, Retentionswerte, Elektrolyte
- Eingelegten DK möglichst frühzeitig entfernen
- Kostaufbau nach Anordnung
- Drainage je nach Förderung ab dem 2. postoperativen Tag kürzen und schließlich entfernen
- Redon-Drainage je nach Fördermenge am 2. postoperativen Tag entfernen
- Mobilisation ab dem Abend des Op.-Tages
- Vor Entlassung sonographische Kontrolle, Urinkontrolle

Mögliche Komplikationen

- Harnwegsinfekt (selten)
- Blutung (selten, vor allem bei gleichzeitiger Teilresektion der Niere)
- Verletzung von Nachbarorganen (Milz)

4.4 Offene Nierenzystenresektion

Prinzip

Abtragen einer Nierenzyste von einem Flankenschnitt aus.
Vorbereitung und Nachbehandlung wie Nierenfreilegung (siehe dort)

Mögliche Komplikationen

- Wiederauftreten der Nierenzyste
- Selten Urinfistel, Urinom, Harnwegsinfekt oder Blutung
- Organverlust (sehr selten)
- Verletzung von Nachbarorganen (Milz)

4.5 Nierenteilresektion

Prinzip

Abtragen eines (meist tumortragenden) Nierenteils von einem Flanken-
oder Chevron-Schnitt aus. Vorbereitung und Nachbehandlung wie
Nephrektomie.
- Mögliche Nephrektomie mit allen daraus resultierenden Konsequenzen muß mit dem Patienten besprochen sein

Mögliche Komplikationen

- Blutung
- Selten Urinfistel, Urinom, Organverlust oder Harnwegsinfekt
- Verletzung von Nachbarorganen (Milz)

4.6 Nephropexie

Prinzip

Befestigung einer Senkniere („Wanderniere", Nephroptose) am Psoas-
muskel; evtl. auch Teilschritt bei plastischen Nierenoperationen; wird
ggf. mit einer offenen Nieren-PE kombiniert.
   Vorbereitung und Nachbehandlung wie Nierenfreilegung (siehe dort)
mit folgenden Ausnahmen:
- Es sollten vorliegen: Urogramm mit Stehaufnahme, nuklearmedizini-
  sche Funktionsdiagnostik, die Durchblutungs- und/oder Harnabfluß-
  störungen im Stehen gegenüber der Situation im Liegen belegt
- Postoperativ 8 Tage Bettruhe (Begünstigung einer möglichst großflä-
  chigen bindegewebigen Verwachsung der Niere mit dem Psoasmus-
  kel; Patienten zu Atemgymnastik und Bettgymnastik anhalten; Mobilisation am 9. postoperativen Tag (wegen möglicher Kollapsneigung
  mit 2 Pflegekräften)

Mögliche Komplikationen

- Blutung
- Sehr selten: Urinfistel, Urinom oder Organverlust
- Selten Harnwegsinfekt, Verletzung von Nachbarorganen oder Ner-
  venverletzungen
- (bewegungsabhängige) Flanken- bzw. Lendenschmerzen
- Verbleib der vor dem Eingriff bestehenden Beschwerden

4.7 Nierenbeckenplastik

Prinzip

Bei angeborener oder seltener erworbener subpelviner Ureterstenose (Nierenbeckenabgangsenge) wird beim in Seitenlage liegenden Patienten mittels Flankenschnitt die Engstelle dargestellt und herausgeschnitten. Anschließend werden Nierenbecken und Harnleiter wieder miteinander vernäht (anastomosiert).

Vorbereitung

- Op.-Labor (Blutgruppe, 2 EK bereithalten; ggf. Eigenblutentnahme)
- Messung von Körpergröße, -gewicht, -temperatur und Blutdruck
- Urinkontrolle
- Röntgenthorax
- EKG
- Zusammenstellung der Voruntersuchungen bzw. Befunde (alte Akte, Röntgenbilder, Brief des niedergelassenen Urologen, Befunde auswärtiger Untersuchungen)
- Es müssen zur Op. vorliegen: Ausscheidungsurogramm, seitengetrennte Nierenclearence (evtl. Lasixclearence), retrograde Darstellung (nur in Ausnahmefällen)
- Anamnese, Aufnahmeuntersuchung, Aufklärungsgespräch und Einholen der Op.-Einwilligung durch den zuständigen Arzt
- Low-dose-Heparinisierung (nicht bei Kindern)
- Wannenbad bzw. Duschbad am Vorabend der Op.
- Darmreinigung mittels Klistier oder Einlauf am Vorabend der Op.
- Rasur der Op.-Region (Mamille bis ca. 5 cm unterhalb des Nabels auf der zu operierenden Seite; allenfalls bei Männern erforderlich, nachsehen!)
- Vorbereiteten Histologieschein mit in den Op. geben
- Perioperative Antibiotikaprophylaxe

Nachbehandlung

- Patient(in) trägt nach der Op. ggf. einen angenähten Nephrostomiekatheter (Splint), der durch die Wunde und die Niere in das Nierenbecken und / oder in den Harnleiter hineinreicht zur Sicherung des Urinabflusses
- Splint für 10–14 Tage belassen (vor Entfernung ggf. röntgen und zunächst stundenweise, später länger abklemmen)
- Evtl. wird während der Operation eine innere Harnleiterschiene eingelegt, die nach Maßgabe des Operateurs später wieder entfernt werden muß

- Drainage je nach Förderung ab dem 2. postoperativen Tag kürzen und schließlich entfernen
- Redon-Drainage je nach Fördermenge am 2. postoperativen Tag entfernen
- Antibiotikaprophylaxe
- Mobilisation ab dem 3. postoperativen Tag
- Vor Entlassung sonographische Kontrollen, Urinkontrolle

Mögliche Komplikationen

- Verstopfung / disconnection des Splints (Kontrolle, ggf. vorsichtiges steriles Anspülen durch den zuständigen Arzt / Dienstarzt)
- Harnwegsinfekt (selten)
- Blutung (selten, vor allem bei gleichzeitiger Polresektion)
- Konkrementbildung
- Urinfistelbildung (vor allem bei gleichzeitig bestehendem Harnwegsinfekt und / oder Harnabflußstörung)

4.8 Ureterolithotomie

Prinzip

Entfernen eines Harnleitersteins mittels Schnittoperation. Zugang über einen Flankenschnitt (hohe und mittlere Harnleitersteine, Seitenlage) oder einen Unterbauchschnitt (tiefe Harnleitersteine, Rückenlage), je nach Lokalisation des Steins. Entsprechend dem intraoperativen Befund kann in gleicher Sitzung eine innere Harnleiterschiene in den operierten Harnleiter eingelegt werden.

Vorbereitung

- Op.-Labor (Blutgruppe)
- Messung von Körpergröße, -gewicht, -temperatur und Blutdruck
- Urinkontrolle
- Röntgenthorax (nicht älter als 1 Jahr, bei Patienten über 30 Jahren oder kardiopulmonaler Vorerkrankung)
- EKG (nicht älter als 1/2 Jahr; bei Patienten über 30 Jahren oder kardiopulmonaler Vorerkrankung)
- Zusammenstellung der Voruntersuchungen bzw. Befunde (alte Akte, Röntgenbilder, Brief des niedergelassenen Urologen, Befunde auswärtiger Untersuchungen)
- Anamnese, Aufnahmeuntersuchung, Aufklärungsgespräch und Einholen der Op.-Einwilligung durch den zuständigen Arzt

- Low-dose-Heparinisierung
- Wannenbad bzw. Duschbad am Vorabend der Op.
- Darmreinigung mittels Klistier oder Einlauf am Vorabend der Op.
- Rasur:
  - bei Flankenschnitt von Höhe der Mamille bis 5 cm unterhalb des Nabels auf Bauch und Rücken der zu operierenden Seite
  - bei Unterbauchschnitt von 2 cm oberhalb des Nabels bis Oberschenkelmitte auf beiden Seiten
- Aktuelles Röntgenbild am Op.-Morgen (Lokalisation des Steins; unbemerkt tiefer getretene oder gar abgegangene Steine können dem Operateur eine böse Überraschung bereiten. Der Patient sollte deshalb nach Anfertigung dieser Aufnahme nach Möglichkeit nicht mehr aufstehen.)
- Perioperative Antibiotikaprophylaxe (auf Anordnung)

Nachbehandlung

- Am Op.-Tag Beobachtung der Drainage, Kontrolle der Vitalzeichen und der Urinausscheidung mittels Beobachtungsbogen
- 1. postoperativer Tag: kleines BB, Retentionswerte, Elektrolyte
- Eingelegten DK möglichst frühzeitig entfernen
- Drainage(n) je nach Fördermenge ab dem 2. postoperativen Tag kürzen und schließlich entfernen
- Redon-Drainage je nach Fördermenge am 2. postoperativen Tag entfernen
- Kostaufbau nach Anordnung
- Mobilisation ab dem Abend des Op.-Tages
- Vor Entlassung Harnwegsübersicht, sonographische Kontrolle, Urinkontrolle

Mögliche Komplikationen

- Hochrutschen oder Zerbrechen des Steins mit Zurückbleiben von Steinresten
- Ungünstige Vernarbung mit Ausbildung einer Engstelle (Striktur) am Harnleiter
- Harnwegsinfekt
- Selten Blutung, Verletzung von Nachbarorganen, Urinfistel, Urinom

4.9 Harnleiterneuimplantation/Antirefluxplastik (Operationen nach Politano-Leadbetter, Lich-Gregoir, Cohen)

Prinzip

Bei Refluxkrankheit (Reflux: Zurückfließen des Urins aus der Blase in den Harnleiter oder in das Nierenbecken bei defektem Ventilmechanismus der Harnleitermündung in die Blase) oder seltener bei angeborenen oder erworbenen Verengungen im unteren Harnleiter wird dieser neu in die Blase eingepflanzt. Beim Verfahren nach Lich-Gregoir wird hierzu die Blase nicht eröffnet und der Harnleiter nicht von der Blase abgetrennt, sondern lediglich das letzte Harnleiterstück von außen unter der Blasenmuskulatur versenkt (Abb. 13). Im Gegensatz hierzu wird beim Verfahren nach Politano-Leadbetter der Harnleiter von der Blase abgetrennt und nach Eröffnung derselben in einer speziellen Technik neu eingepflanzt und anschließend mit einer Sonde (Harnleitersplint) geschient. Das Verfahren nach Cohen ist der Operation nach Politano-Leadbetter sehr ähnlich, es kommen allerdings die Mündung des rechten Harnleiters nach links in der Blase und die des linken Harnleiters nach rechts in der Blase zu liegen. Dies ist für spätere Sondierungen und retrograde Manipulationen wichtig zu wissen, weil solche Manöver dann unmöglich geworden sind.

Vorbereitung

- Op.-Labor, Blutgruppe
- Messung von Körpergröße, -gewicht, -temperatur und Blutdruck
- Urinkontrolle
- Röntgenthorax (nicht älter als 1 Jahr, bei Patienten über 30 Jahren oder kardiopulmonaler Vorerkrankung)
- EKG (nicht älter als 1/2 Jahr; bei Patienten über 30 Jahren oder kardiopulmonaler Vorerkrankung)
- Zusammenstellung der Voruntersuchungen bzw. Befunde (alte Akte, Röntgenbilder, Brief des niedergelassenen Urologen, Befunde auswärtiger Untersuchungen)
- Anamnese, Aufnahmeuntersuchung, Aufklärungsgespräch und Einholen der Op.-Einwilligung durch den zuständigen Arzt
- Zur Operation müssen vorliegen: Ausscheidungsurogramm, MCU, (evtl. retrograde Darstellung), Sonographie (Nieren, Restharn), Zystoskopiebefund (kann ggf. in gleicher Narkose kurz vor dem Eingriff erfolgen)
- Low-dose-Heparinisierung (Kinder nicht)
- Wannenbad bzw. Duschbad am Vorabend der Op.

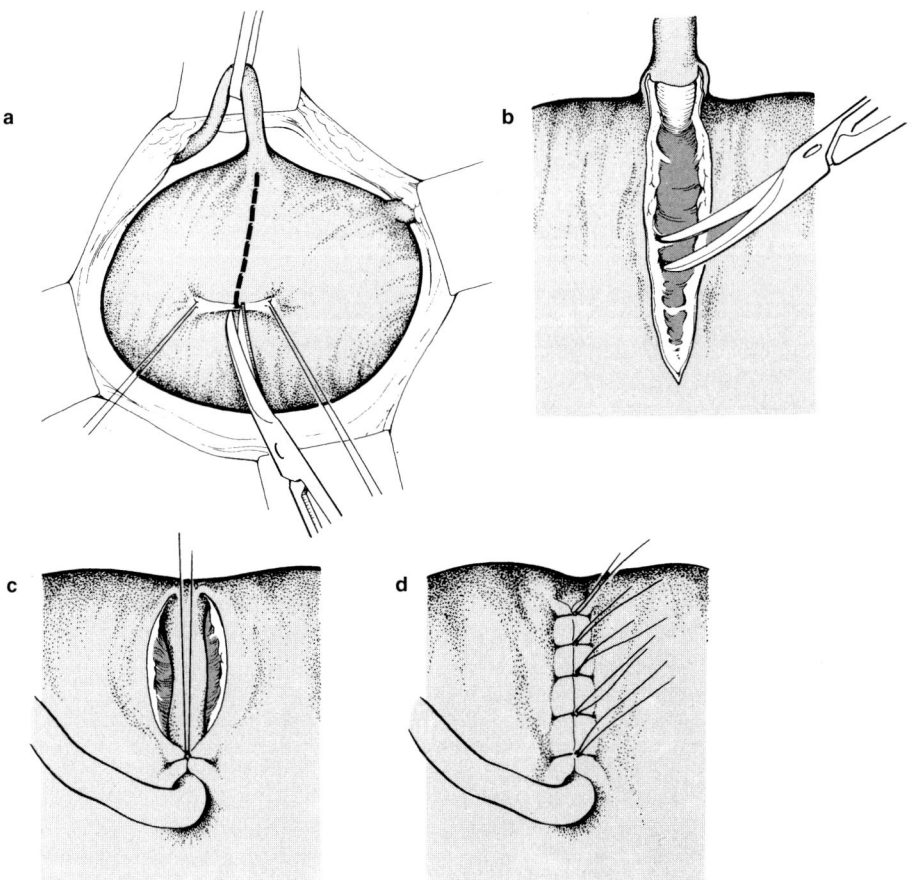

Abb. 13 a–d.   Antirefluxplastik nach Lich-Gregoir. **a** Spaltung des Detrusors bis zum Uretereintritt, **b** die Blasenschleimhaut bleibt geschlossen, der Ureter wird in die Muskellücke eingelegt, **c** und **d** Verschluß des Detrusors über dem Harnleiter

- Darmreinigung mittels Klistier oder Einlauf am Vorabend der Op.
- Rasur für Unterbauchschnitt: 2 cm oberhalb des Nabels bis Oberschenkelmitte auf beiden Seiten
- Perioperative Antibiotikaprophylaxe (auf Anordnung)

Nachbehandlung

- am Op.-Tag Beobachtung der Drainage, Kontrolle der Vitalzeichen und der Urinausscheidung mittels Beobachtungsbogen
- 1. postoperativer Tag: kleines BB, Retentionswerte, Elektrolyte
- Drainage(n) je nach Fördermenge ab dem 2. postoperativen Tag kürzen und schließlich entfernen
- Redon-Drainage je nach Fördermenge am 2. postoperativen Tag entfernen
- Kostaufbau nach Anordnung
- Vor Entlassung sonographische Kontrolle, Urinkontrolle
- Operation nach Lich-Gregoir:
  - DK für 5–7 Tage
- Operation nach Politano-Leadbetter oder Cohen:
  - Harnleitersplint für 8–10 Tage (Fördermenge täglich im Krankenblatt notieren, Anspülen auf Anordnung)
  - Bettruhe, solange der Harnleitersplint liegt (Ausnahmen bei kooperativen Erwachsenen möglich)
  - ggf. Röntgenkontrolle des Harnleitersplints vor dessen Entfernung
  - SPK 1–2 Tage länger liegen lassen

Mögliche Komplikationen

- (fieberhafter) Harnwegsinfekt
- Verbleiben (Persistenz) des Refluxes
- Reflux auf der nichtoperierten Seite
- Harnleiterverengung (Stenose) im Operationsgebiet
- Selten Blutung, Verletzung von Nachbarorganen, Urinfistel oder Urinom

5 Schnittoperationen an Blase und Prostata

5.1 Zystektomie

Prinzip

Operative Entfernung der Harnblase, meist als Radikaloperation bei bösartigen Blasentumoren (bei Männern immer mit Entfernung von Prostata und Samenblasen und ggf. auch der gesamten Harnröhre; bei Frauen mit Entfernung der Harnröhre und ggf. der Gebärmutter). Mit dem Eingriff stellt sich die Frage der Harnableitung (Abb. 14), welche individuell unterschiedlich z.B. in einer Neoblase (Neubildung einer Ersatzblase aus ausgeschalteten Darmanteilen mit Anschluß an den Harnröhrenstumpf; kein Urostoma erforderlich), einem Ileum-Conduit (Bricker-Blase: die Harnleiter werden in ein ausgeschaltetes Ileumsegment eingepflanzt, das wiederum in ein neugebildetes Urostoma mündet) oder einer Ureterosigmoidostomie (Coffey-Operation: Einpflanzen der Harnleiter in das Sigma) bestehen kann. Daneben gibt es noch zahlreiche andere Möglichkeiten der Harnableitung, deren jeweilige Vor- und Nachteile sowie Anwendungsvoraussetzungen den Rahmen dieser Erörterung sprengen würden. Bei bösartigen Blasentumoren wird dem Eingriff eine Lymphknotenentnahme (Staging-Lymphadenektomie) mit Schnellschnittuntersuchung vorausgehen, um eine Metastasierung in die regionären Lymphknoten zu erkennen.

Vorbereitung

- Stationäre Aufnahme ca. 1 Woche vor dem Eingriff, da eine umfangreiche Vorbereitung (s.u.) erfolgen muß
- Wenn internistischerseits vertretbar, sollte bereits im Vorfeld mit der Eigenblutentnahme begonnen werden
- Op.-Labor (Blutgruppe; inklusive Eigenblut sollten zur Op. 4 gekreuzte EK vorliegen und zusätzlich 2 EK bereitgehalten werden; Blutgasanalyse; anorg. Phosphat und Chlorid im Serum)
- Messung von Körpergröße, -gewicht, -temperatur und Blutdruck
- Urinkontrolle

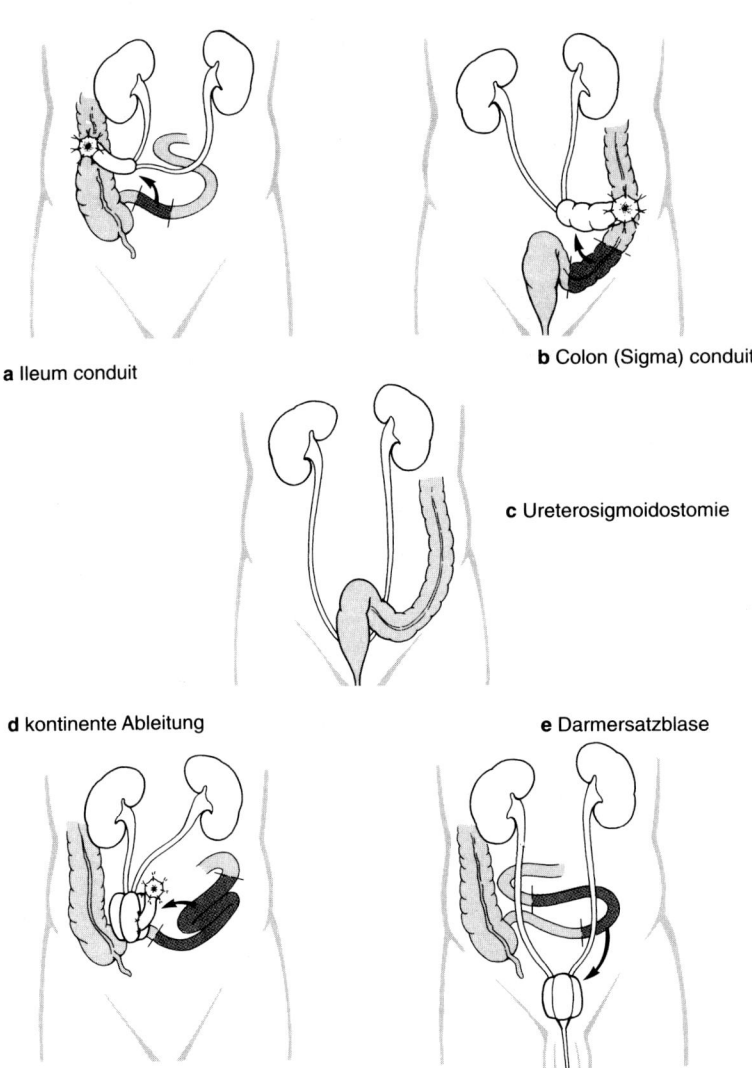

a Ileum conduit

b Colon (Sigma) conduit

c Ureterosigmoidostomie

d kontinente Ableitung

e Darmersatzblase

Abb. 14 a–e.   Harnab- bzw. -umleitungen. **a** Ileum Conduit, **b** Kolon Conduit, **c** Ureterosigmoidostomie, **d** kontinente Ableitung, **e** Darmersatzblase

- Röntgenthorax in 2 Ebenen
- EKG
- Lungenfunktionsprüfung
- Anästhesiologische und vorher internistische Konsiliaruntersuchung
- Zusammenstellung der Voruntersuchungen bzw. Befunde (alte Akte, Röntgenbilder, Brief des niedergelassenen Urologen, Befunde auswärtiger Untersuchungen)

- Zur Operation müssen die Ergebnisse folgender Untersuchungen vorliegen: Urethrozystoskopie, Ausscheidungsurogramm, abdominelle Sonographie, CT, Sigmoidoskopie; bei bösartigen Erkrankungen zusätzlich Histologie des Primärtumors, Skelettszintigramm, bimanuelle Untersuchung in Narkose und bei Männern PE aus der prostatischen Harnröhre
- Anamnese, Aufnahmeuntersuchung, Aufklärungsgespräch mit Festlegung der individuell vorteilhaftesten Harnableitung und Einholen der Op.-Einwilligung durch Operateur bzw. den zuständigen Arzt
- Kontinenztest des Analsphinkters (Messung, wie lange der Patient einen Einlauf von mind. 300 ml halten kann; bei Zeiten unter 30 min ist eine Ureterosigmoidostomie von vornherein zum Scheitern verurteilt, Zeiten von 2 -3 h sollten erreicht werden)
- Low-dose-Heparinisierung in die Oberarme (Op.-Gebiet soll frei von Injektionen bleiben; denn wegen einer intraoperativ erfolgenden Lymphadenektomie könnte es bei Injektion in die Oberschenkel oder Bauchregion zu Verteilungsstörungen des Heparins kommen)
- Terminvereinbarung zur Schnellschnittuntersuchung (auf Anordnung)
- Markierung einer möglichen Ausleitungsstelle für ein Urostoma durch den Operateur und probeweises Tragen eines Stomabeutelsystems unter der Alltagskleidung des Patienten (es kann sich u. U. intraoperativ trotz anderer Planung doch als notwendig erweisen, ein Urostoma anzulegen)
- Wannenbad bzw. Duschbad am Vorabend der Op.
- Darmreinigung mittels vollresorbierbarer Nahrung ca. 4 Tage vor der Op.; am Tag vor der Op. antegrade Darmspülung über Magensonde mit körperwarmer physiologischer Kochsalzlösung; Kontrolle von Kreislauf und Elektrolyten; Infusion anlegen)
- Rasur (Rippenbogen bis Oberschenkelmitte)
- Vorbereiteten Histologieschein (bei Schnellschnitt mehrere; ggf. auch Transportschein) mit in den Op. geben (evtl. vorliegende Voruntersuchungsnummer eintragen)
- Perioperative Antibiotikaprophylaxe, Wiederholung nach 4 h

Nachbehandlung

- Am Op.-Tag Beobachtung der Drainage, Kontrolle der Vitalzeichen und der Urinausscheidung mittels Beobachtungsbogen (wird in aller Regel auf der Intensivstation erfolgen)
- 1. postoperativer Tag: kleines BB, Retentionswerte, Elektrolyte
- Ziel-Drainage(n) je nach Fördermenge ab dem 3. postoperativen Tag kürzen und schließlich entfernen
- Redon-Drainage(n) je nach Fördermenge am 2. postoperativen Tag entfernen

- Entfernen der intraoperativ eingelegten Magensonde auf Anordnung (bis dahin Fördermenge protokollieren)
- Kostaufbau nach Anordnung (Peristaltik, Tastbefund des Abdomens)
- Mobilisation nach Anordnung
- Intraoperativ eingelegte Harnleitersplints werden ca. 14 Tage belassen und können vor Entfernung mittels Kontrastmittelgabe radiologisch kontrolliert werden.
- Im weiteren Verlauf Kontrolle von Blutgasanalyse, anorg. Phosphat und Chlorid im Serum
- Ggf. Anleitung zum selbständigen Gebrauch des Urostomieversorgungssystems durch Patienten und Angehörige; ggf. Stomatherapeuten zur Beratung hinzuziehen
- Bei Patienten mit einer Neoblase einüben einer regelmäßigen Entleerung zur Vermeidung einer schädlichen Überdehnung der Neoblase, Restharnkontrolle
- Vor Entlassung Ausscheidungsurogramm und sonographische Kontrolle

Mögliche Komplikationen

[Mod. nach Hautmann 1992] (219 Patienten, Männer mit muskelinvasivem Blasentumor, Versorgung mit einer Neoblase):

- Frühkomplikationen
  Anastomosenstenose des Dünndarms   3
  Intraabdomineller Abszeß   1
  Wunddehiszenz   1
  Schleimtamponade der Neoblase   5
  Lymphozele   6
  Lungenembolie   4
  Apoplex   1
- Spätkomplikationen
  Dünndarmstenose nach präoperativer Strahlentherapie   3
  Stenose der ureteroilealen Anastomose   2
  Tumorrezidiv der Harnröhre   1
  Fistel   3
  Umwandlung in einen Pouch   2
  Schwere Azidose   1
  Passagere milde metabolische Azidose 50 % (!)
  (Inkontinenz, erektile Dysfunktion)

5.2 Sectio alta

Prinzip

Blaseneröffnung von einem Unterbauchschnitt aus ohne Eröffnung der Bauchhöhle. Sectio alta: hoher (Blasen-)Schnitt im Gegensatz zum älteren perinealen (vom Damm her) Blasenschnitt; 1556 erstmalig von Franco durchgeführter traditioneller Eingriff, der heute nur noch in den seltenen Fällen Verwendung findet, wenn große Blasensteine oder Fremdkörper nicht anders entfernt werden können oder wenn in gleicher Sitzung offene Operationen an Blase und / oder Prostata erforderlich sind.

Vorbereitung

- Op.-Labor, (Blutgruppe)
- Messung von Körpergröße, -gewicht, -temperatur und Blutdruck
- Urinkontrolle
- Röntgenthorax in zwei Ebenen
- EKG
- Zusammenstellung der Voruntersuchungen bzw. Befunde (alte Akte, Röntgenbilder, Brief des niedergelassenen Urologen, Befunde auswärtiger Untersuchungen)
- Anamnese, Aufnahmeuntersuchung, Aufklärungsgespräch und Einholen der Op.-Einwilligung durch den zuständigen Arzt
- Low-dose-Heparinisierung
- Wannenbad bzw. Duschbad am Vorabend der Op.
- Darmreinigung mittels Klistier oder Einlauf am Vorabend der Op.
- Rasur der Genitalregion bis Oberschenkelmitte und 2 cm über dem Bauchnabel
- Perioperative Antibiotikaprophylaxe (auf Anordnung)

Nachbehandlung

- SPK, DK oder Hämaturiekatheter für ca. 7 Tage (Festlegung durch Operateur bzw. den zuständigen Arzt)
- Katheterpflege (s. dort)
- Infusions- und Schmerztherapie nach Anordnung
- Beobachtung der Drainage
- Mobilisation am 1. postoperativen Tag (nach Spinalanästhesie 24 h Flachlagerung beachten!)
- Kostaufbau auf Anordnung

Mögliche Komplikationen

- Harnwegsinfekt, Wundheilungsstörung
- Selten Nachblutung oder Blasentamponade

5.3 Suprapubische Prostataadenomenukleation

Prinzip

Eröffnung der Blase über einen Unterbauchschnitt (Pfannenstiel-Schnitt) und Ausschälung einer gutartigen Prostatavergrößerung (BPH, Prostataadenom) aus ihrer Kapsel (spätere sog. Prostataloge) mit den Fingern (Abb. 15). Nach der Operation tragen die Patienten einen transurethralen Hämaturiekatheter mit laufender Blasenspülung, eine Drainage in der Blasenregion und eine Redon-Drainage. Üblicherweise erfolgt in gleicher Sitzung eine beiderseitige Vasektomie zur Vorbeugung gegen Nebenhodenentzündungen.

Unter einem präliminären Logenverschluß versteht man das Zunähen der Prostataloge um den Hämaturiekatheter herum mit resorbierbaren Catgutfäden zur Blase hin zur Blutungskontrolle. Der Ballon des Hämaturiekatheters liegt dann entgegen dem üblichen Vorgehen nicht in der Prostataloge sondern in der Blase. Am 2. – 4. postoperativen Tag muß dieser Ballon nach Abblocken von 10–20 ml durch den zuständigen Arzt in die Prostataloge zurückgezogen werden (U.u. unter Durchleuchtung). In einem solchen Fall sollte eine Zystoskopiekontrolle vor Entlassung erfolgen.

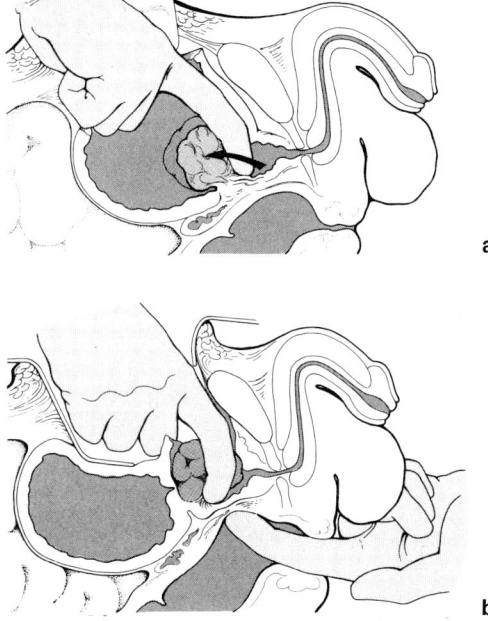

a

b

Abb. 15 a, b. Schema der offenen „Adenomektomie":
a transvesikaler Zugang,
b retropubischer Zugang

Vorbereitung

- Op.-Labor (Blutgruppe, 2 EK kreuzen und 2 bereithalten), PSA
- Messung von Körpergröße, -gewicht, -temperatur und Blutdruck
- Urinkontrolle
- Röntgenthorax in zwei Ebenen
- EKG
- Zusammenstellung der Voruntersuchungen bzw. Befunde (alte Akte, Röntgenbilder, Brief des niedergelassenen Urologen, Befunde auswärtiger Untersuchungen)
- Anamnese, Aufnahmeuntersuchung, Aufklärungsgespräch und Einholen der Op.-Einwilligung durch den zuständigen Arzt
- Befunde von Ausscheidungsurogramm und Zystoskopie müssen vorliegen
- Low-dose-Heparinisierung
- Wannenbad bzw. Duschbad am Vorabend der Op.
- Darmreinigung mittels Klistier oder Einlauf am Vorabend der Op.
- Rasur der Genitalregion bis Oberschenkelmitte und 2 cm über dem Bauchnabel
- Vorbereiteten Histologieschein mit in den Op. geben (evtl. vorliegende Voruntersuchungsnummer eintragen)
- Perioperative Antibiotikaprophylaxe (auf Anordnung)

Nachbehandlung

- Hämaturiekatheter für ca. 7 Tage (Festlegung durch den Operateur bzw. zuständigen Arzt), Katheterpflege (s. dort)
- Op.-Tag:
  - Beobachtungsbogen, regelmäßige Kontrolle der Vitalzeichen und Blasenspülung
  - Patienten nüchtern lassen bis zur Anordnung des Kostaufbaus durch Operateur bzw. den zuständigen Arzt
  - Bettruhe
  - Kleines BB (mit Thrombozyten) 15 Uhr
  - Infusions- und Schmerztherapie nach Anordnung
  - Anspülen des Hämaturiekatheters mit steriler Blasenspritze nur bei Katheterverstopfung; wenn erfolglos Dienstarzt rufen
  - Besonderes Augenmerk auf die Drainage
- 1. postoperativer Tag:
  - Mobilisation (nach Spinalanästhesie 24 h Flachlagerung beachten!)
  - Kleines BB (mit Thrombozyten) und Elektrolyte
  - Beendung der Blasenspülbehandlung auf Anordnung
  - Ablassen von 10–20 ml aus dem Block des Hämaturiekatheters (auf Anordnung)
  - Katheterpflege

- Bereitgehaltene EK wieder freigeben, wenn BB-Kontrollen in Ordnung
- 2. postoperativer Tag:
  - Verbandswechsel (auch am Skrotum; Entfernen der Redon-Drainage, Kürzen der Drainage auf Anordnung)
  - Katheterpflege
- ca. 7. postoperativer Tag:
  - Entfernung des Nahtmaterials (falls erforderlich auch am Skrotum)
  - Entfernung des Hämaturiekatheters
- vor Entlassung:
  - Nach Entfernung des Hämaturiekatheters sonographische Restharnbestimmung, Nephrosonographie
  - Besprechung der besonderen Verhaltensmaßregeln nach Prostataoperation (s. auch unter TURP, ggf. Merkblatt aushändigen)
  - Urinkontrolle 2–3 Tage nach Katheterentfernung
  - Uroflow-Kontrolle vor Entlassung

Verhaltensregeln für Patienten

4 Wochen nach der Operation:
- keine Vollbäder (Duschen erlaubt)
- kein Geschlechtsverkehr
- kein Pressen beim Stuhlgang
- besondere Belastung der Dammregion (Radfahren o. ä.) vermeiden

Mögliche Komplikationen

- Katheterverstopfung durch Blutkoagel (anspülen; evtl. Tamponadenausräumung durch Dienstarzt)
- Nachblutung (Kreislaufkontrolle!, frühzeitig operative Revision organisieren)
- Blasentamponade oder blutiger Harnverhalt selten auch noch nach einigen Wochen bei zuvor unauffälligem Verlauf möglich
- Blasenkrämpfe (Infusion mit Schmerzmittel / Spasmolytikum)
- Retrograde Ejakulation (Samenerguß erfolgt ganz oder teilweise in die Blase)
- Harndrangsymptome nach Entfernen des Hämaturiekatheters
- Harnwegsinfektion
- Wundinfektion
- Selten Verletzung von Nachbarorganen, Harnröhrenstriktur, Blasenhalssklerose, erektile Dysfunktion, Inkontinenz, Beinvenenthrombose, Lungenembolie oder myokardiale Ereignisse

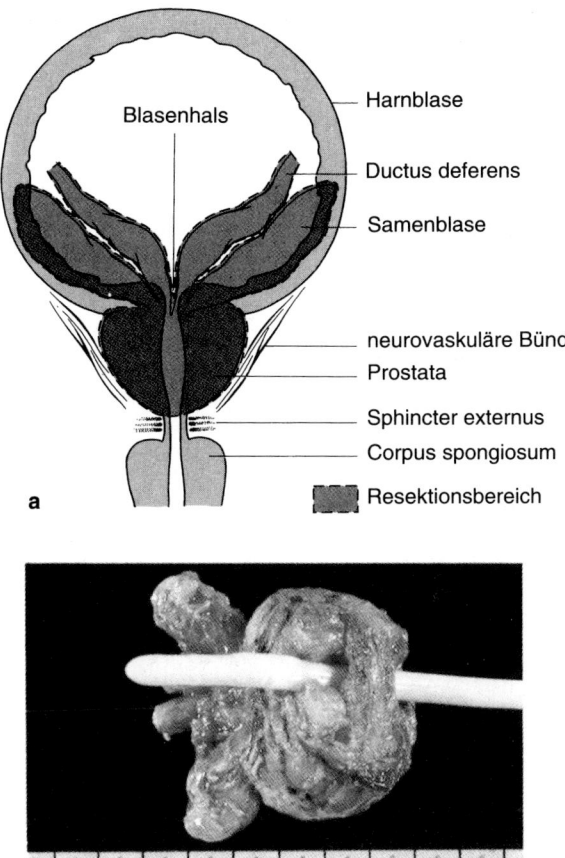

Blasenhals

Harnblase

Ductus deferens

Samenblase

neurovaskuläre Bündel

Prostata

Sphincter externus

Corpus spongiosum

Resektionsbereich

a

b   Urolog. d. Uni – Klinik Ma

Abb. 16 a, b. Radikale
Prostatektomie.
a Resektionsbereich,
b Op.-Präparat

5.4 Radikale Prostatektomie

Prinzip

Operative Entfernung von Prostata und Samenblasen bei noch auf die
Prostata begrenztem Prostatakarzinom. Die eigentlich korrekte
Bezeichnung für den Eingriff lautet daher auch radikale Prostatovesiku-
lektomie (Abb. 16). Dem Eingriff wird eine Staging-Lymphadenektomie (Lymphknotenentnahme zur Festlegung des genauen TNM-Stadi-
ums) der Obturatoriusgrube und der Iliakalregion vorgeschaltet (evtl.
mit Schnellschnittuntersuchung).

Vorbereitung

- Stationäre Aufnahme je nach bereits erfolgter Vorbereitung einige Tage vor dem Eingriff, da eine umfangreiche Vorbereitung (s. u.) erfolgen muß
- Wenn internistischerseits vertretbar, sollte bereits im Vorfeld mit der Eigenblutentnahme begonnen werden
- Op.-Labor (Blutgruppe; inklusive Eigenblut sollten zur Op. 4 gekreuzte EK vorliegen und zusätzlich 2 EK bereitgehalten werden)
- Messung von Körpergröße, -gewicht, -temperatur und Blutdruck
- Urinkontrolle
- Röntgenthorax in zwei Ebenen
- EKG
- Lungenfunktionsprüfung
- Anästhesiologische und vorher internistische Konsiliaruntersuchung
- Zusammenstellung der Voruntersuchungen bzw. Befunde (alte Akte, Röntgenbilder, Brief des niedergelassenen Urologen, Befunde auswärtiger Untersuchungen)
- Zur Operation müssen vorliegen: Urethrozystoskopiebefund, Ausscheidungsurogramm, abdominelle Sonographie, Histologie des Primärtumors, Skelettszintigramm und PSA-Wert
- Anamnese, Aufnahmeuntersuchung, Aufklärungsgespräch und Einholen der Op.-Einwilligung durch den zuständigen Arzt; es sollte besonders auf die häufigen postoperativen Probleme erektile Dysfunktion und Inkontinenz eingegangen werden
- Low-dose-Heparinisierung in die Oberarme (das Op.-Gebiet soll frei von Injektionen bleiben; wegen einer intraoperativ erfolgenden Lymphadenektomie kann es zu Verteilungsstörungen des Heparins bei Injektion in die Oberschenkel oder Bauchregion kommen)
- Terminvereinbarung zur Schnellschnittuntersuchung (auf Anordnung)
- Wannenbad bzw. Duschbad am Vorabend der Op.
- Darmreinigung mittels Hebe-Senk-Einlauf am Vorabend der Op.
- Rasur (Rippenbogen bis Oberschenkelmitte)
- Vorbereiteten Histologieschein (bei Schnellschnitt mehrere; ggf. auch Transportschein) mit in den Op. geben, (evtl. vorliegende Voruntersuchungsnummer eintragen)
- Perioperative Antibiotikaprophylaxe nach Anordnung; ggf. Wiederholung nach 4 h

Nachbehandlung

- Am Op.-Tag Beobachtung der Drainage(n), Kontrolle der Vitalzeichen und der Urinausscheidung mittels Beobachtungsbogen (wird in aller Regel auf der Intensivstation erfolgen)

- 1. postoperativer Tag: kleines BB, Retentionswerte, Elektrolyte
- PSA-Kontrolle vor Entlassung
- Drainage(n) je nach Fördermenge ab dem 2. postoperativen Tag kürzen und schließlich entfernen
- Redon-Drainage je nach Fördermenge am 2. postoperativen Tag entfernen
- Kostaufbau nach Anordnung
- Mobilisation ab ca. 2. postoperativen Tag
- DK für 12–21 Tage (sichert die Anastomose zwischen Harnröhrenstumpf und Blase; ist evtl. mit einem Faden verbunden, der aus der Wunde ausgeleitet wird; evtl. vor Katheterentfernung Röntgenkontrolle der Anastomose; diesen Katheter keinesfalls selbstständig wieder einzulegen versuchen; falls er herausrutscht, den zuständigen Arzt hinzuziehen!)
- Postoperativ in der ersten Woche keine rektalen Manipulationen (Darmrohr, Suppositorien, Klistiere etc.) um die in unmittelbarer Nachbarschaft liegende Anastomose zwischen Harnröhrenstumpf und Blase nicht zu gefährden
- In der ersten Zeit nach Katheterentfernung durchlebt der Patient häufig eine Phase unterschiedlich stark ausgeprägter Streßinkontinenz (unfreiwilliger Urinverlust beim Aufstehen, Husten, Bücken etc.); ausreichende Versorgung mit Inkontinenzhilfsmitteln und aufmunternde Zuwendung sind dann sehr wichtig

Mögliche Komplikationen

- Nachblutung
- Rektumverletzung
- Lymphozele
- Lungenembolie, Apoplex, myokardiale Ereignisse
- Tumorrezidiv
- Anastomosenstenose
- bleibende Streßinkontinenz
- Erektile Dysfunktion

5.5 Harnröhrensuspensionsoperationen

Prinzip

Operative Korrektur einer Streßinkontinenz durch Anhebung des Blasenhalses und der hinteren Harnröhre der Frau, wodurch der Verschlußdruck der Harnröhre erhöht wird. Dieser Effekt kann durch verschiedene Operationsmethoden (Abb. 17) erreicht werden:

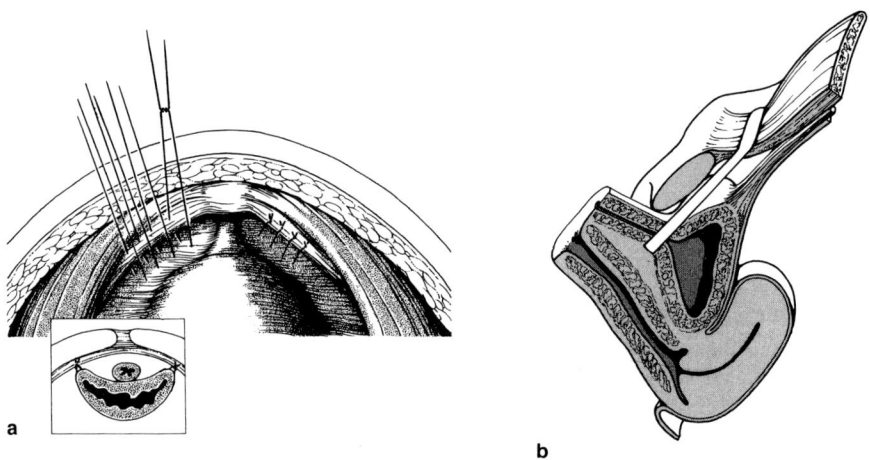

a

b

Abb. 17 a, b.   a Kolposuspension nach Burch, **b** Faszienzügelplastik

1) Verfahren nach Stamey oder Raz / Peyrera: Fäden die von vaginal her in der Nähe der Harnröhre spiralig eingelegt werden und anschließend hinter dem Schambein mit Hilfe einer zuvor von oben hinter dem Schambein durchgestochenen Nadel hochgeführt und über der bindegewebigen Scheide des geraden Bauchmuskels (Rektusscheide) untereinander verknotet werden.
2) Verfahren nach Zödler, Schlingenoperationen: Ein Kunststoffbänd-chen oder Faszienstreifen aus der Rektusscheide, die unter die Harnröhre gelegt werden übernehmen die Aufgabe der o.g. Fäden.
3) Verfahren nach Marshall-Marchetti-Krantz oder Burch: Von einem Unterbauchschnitt aus werden wiederum Fäden in der Nähe der Harnröhre eingelegt und beiderseits mit stabilen Bandstrukturen oder Schambeinperiost verknotet. Hier ist kein vaginaler Zugang notwendig.

Es gibt außer den hier grob umrissenen Verfahren noch zahlreiche andere mit wiederum einigen Abwandlungen, die hier samt den jeweiligen Anwendungsvoraussetzungen nicht besprochen werden können. Während der Operation wird evtl. ein suprapubischer Katheter eingelegt.

Vorbereitung

- Op.-Labor (Blutgruppe)
- Messung von Körpergröße, -gewicht, -temperatur und Blutdruck
- Urinkontrolle
- Röntgenthorax (Patientinnen über 60 Jahre alt oder mit kardiopulmonaler Vorerkrankung)

- EKG (Patientinnen über 40 Jahre alt oder mit kardiopulmonaler Vorerkrankung)
- Zusammenstellung der Voruntersuchungen bzw. Befunde (alte Akte, Röntgenbilder, Brief des niedergelassenen Urologen, Befunde auswärtiger Untersuchungen)
- Zur Operation müssen vorliegen: Gaudenz-Fragebogen, MCU seitlich, Zystometrie
- Anamnese, Aufnahmeuntersuchung, Aufklärungsgespräch und Einholen der Op.-Einwilligung durch den zuständigen Arzt
- Low-dose-Heparinisierung
- Wannenbad bzw. Duschbad am Vorabend der Op.
- Darmreinigung mittels Klistier oder Einlauf am Vorabend der Op.
- Rasur der Genitalregion
- Perioperative Antibiotikaprophylaxe nach Anordnung

Nachbehandlung

- Am Op.-Tag:
  - Beobachtung der Drainage, Kontrolle der Vitalzeichen und der Urinausscheidung mittels Beobachtungsbogen
- 1. postoperativer Tag:
  - kl. BB, Retentionswerte, Elektrolyte
- Entfernen einer evtl. eingelegten vaginalen Tamponade (auf Vollständigkeit achten!)
- Die Entfernung des transurethralen Dauerkatheters oder des evtl. zusätzlich eingelegten suprapubischen Dauerkatheters wird je nach Verfahren unterschiedlich gehandhabt
- Drainage je nach Fördermenge ab dem 2. postoperativen Tag kürzen und schließlich entfernen
- Redon-Drainage je nach Fördermenge am 2. postoperativen Tag entfernen.
- Kostaufbau nach Anordnung
- Bettruhe wird je nach Verfahren unterschiedlich gehandhabt, ggf. dann Atemgymnastik, Bettgymnastik
- Das Eingewöhnen an das Wasserlassen auf natürlichem Weg kann unter Umständen längere Zeit in Anspruch nehmen, so daß die Patientin evtl. mit liegendem Katheter entlassen wird (in häuslicher Umgebung normalisiert sich das Wasserlassen in aller Regel rasch), der Katheter wird dann vom betreuenden Urologen entfernt

Mögliche Komplikationen

- Hämaturie, Blasentamponade, Wundheilungsstörung
- Blasenverletzung, versehentlich durch die Blase gelegte Fäden
- Restharnbildung, Harnverhaltung
- Rezidivinkontinenz

6 Spezielle Diagnostik und Therapie

6.1 SKIT / SKAT

Unter SKAT versteht man die Schwellkörper-Autoinjektionstherapie, also die Selbstbehandlung der Erektionsschwäche durch Injektion von Medikamenten (Prostaglandin E1, Phentolamin, Papaverin) in einen Schwellköper,
    unter SKIT eine Schwellkörper-Injektionstherapie, die vom Arzt verabreicht wird.
    Für beide Verfahren ist eine spezielle Injektionstechnik erforderlich, die sorgfältig erläutert und erlernt werden muß.
    Patienten sollten über die Risiken einer solchen Behandlung (prolongierte Erektion – s. unter Priapismus, Schwellkörperfibrose) informiert sein.
    Häufig wird SKIT zur Diagnostik der erektilen Dysfunktion in Kombination mit einer Doppler-Untersuchung der Penisarterien angewendet; diese Kombination hat dann die Bezeichnung Pharmakodoppler bzw. ohne Doppler-Untersuchung Pharmakotestung.

6.2 Konservative Harnleitersteintherapie

- Als spontanabgangsfähig gelten gemeinhin Konkremente < 5 mm Durchmesser; es sind allerdings auch schon wesentlich größere Steine geboren worden!
- Urin sieben und evtl. sammeln
- Täglich Urin-pH und -dichte für eine Woche (Ausnahme: stärkere Hämaturie, Instrumentationen, Glukosurie)
- Kontrolle der Serumsteinparameter (s. u.) an 3 nicht aufeinander folgenden Tagen
- Analgetika auf Anordnung:
  - z. B. Buscopan – Novalgin – Dauertropfinfusion (5 ml Novalgin und 2 Amp. Buscopan auf 1000 ml Infusionslösung)
  - Pentazocin (Fortral) ½ – 1 Ampulle i. v. durch den Dienstarzt (Kreislaufkontrolle!)
  - Intrakutanes Quaddeln der ipsilateralen Head-Zone mit Scandicain 1 %

– Ggf. Entlastung einer bestehenden Harnstauung mittels Nierenfistelkatheter oder Ureterenkatheter schaffen

- Evtl. Gabe eines pflanzliches Antiphlogistikums (abschwellend wirkendes Medikament, z. B. Urol, 3 mal 2 Kaps.)
- Bei Erbrechen z. B. Vomex A als Zäpfchen oder i. v.
- Mobilisierung
- Normalkost, Diätänderungen erst nach Steinanalyse
- Viel trinken (> 2 l/d); Vorsicht bei Patienten mit Herzinsuffizienz!; vorzugsweise geeignetes Mineralwasser, Tee; „Softdrinks" wie Cola oder andere mit Phosphorsäure angesäuerte Getränke sind ungeeignet; als Richtschnur darf gelten, daß so viel getrunken werden soll, bis mindestens 2 l Urin pro Tag ausgeschieden werden; in der akuten Kolik sollte die Trinkmenge jedoch vorübergehend wieder eingeschränkt werden, um die Schmerztherapie zu erleichtern

Allgemeine Empfehlungen für Patienten mit Harnsteinen

- Wichtigste Maßnahme zur Harnsteinvorbeugung ist eine ausreichende Harnverdünnung (**Urinmenge pro Tag sollte über 2 l liegen**, es sollten 2–3 l pro Tag getrunken werden, möglichst gleichmäßig über den Tag verteilt ohne „Trinkstöße"); hierzu sind

geeignet	wenig oder nicht geeignet
Mineralwässer	Bohnenkaffee, schwarzer Tee
verdünnter Apfelsaft	alkoholische Getränke
Früchte- oder Kräutertees	unverdünnte Fruchtsäfte
	zuckerhaltige Limonaden
	Cola-Getränke

- Ein weiterer wichtiger Faktor stellt die Ernährung dar; zu einer ausgewogenen Mischkost sollten Sie

bevorzugen	einschränken	vermeiden
frisches Obst	Fleisch	stark fett- und
Gemüse, Salate	Fisch	zuckerhaltige
Vollkornprodukte	Wurstwaren	Lebensmittel
magere Milchprodukte	(insgesamt max.	hoher Kochsalz-
pflanzliche Fette	150 g pro Tag)	konsum

- Auch die **allgemeine Lebensführung** ist von Bedeutung:
  – Eventuelles Übergewicht sollte abgebaut werden
  – Sorgen Sie für ausreichende körperliche Bewegung

– Vermeiden Sie starkes Schwitzen bzw. gleichen Sie Flüssigkeitsverluste mittels Trinken (s.o.) aus
– Vermeiden Sie Streß, und schlafen Sie ausreichend
- Jeder Harnstein, der auf natürlichem Weg abgeht, sollte analysiert werden
- Spezielle Vorbeugungsmaßnahmen über die oben genannten hinaus sollten mit Ihrem Urologen abgesprochen werden
- **Trinkplan** für Harnsteinpatienten

	Zeit	Getränk	Menge (ml)
Morgens	6–9 Uhr	2 Gläser Mineralwasser, Leitungswasser oder verdünnter Saft +	300
		2 Tassen Kaffee oder Tee	300
2. Frühstück	10–11 Uhr	2 Tassen Tee oder 2 Gläser Wasser	300
Mittags	12–14 Uhr	2 Gläser Mineralwasser, Leitungswasser oder verdünnter Saft +	300
		2 Tassen Kaffee oder Tee	300
Nachmittags und Abends	15–22 Uhr	3 Gläser Mineralwasser, Leitungswasser oder verdünnter Saft +	450
		2 Tassen Tee	300
			2250

- **Buchtip** für Harnsteinpatienten:
A. Hesse, J. Joost: Ratgeber für Harnsteinpatienten. Hippokrates, Stuttgart, 1985, ISBN 3-7773-0664-9

6.3 ESWL (extrakorporale Stoßwellenlithotripsie)

Prinzip

Berührungsfreie Zertrümmerung von Harnsteinen durch mehrfaches Aufbringen von Schallwellen, die durch Reflexion so gebündelt werden, daß sich ihr Brennpunkt im Harnstein befindet; lithos (gr.) der Stein; trypao (gr.) durchbohren, durchlöchern; mit der Methode können bis auf wenige Ausnahmen heute fast alle mit Röntgen und / oder Ultraschall darstellbaren Steine zertrümmert werden; unter auxiliären Maßnahmen versteht man die manchmal nötigen Nebeneingriffe (Nierenfistelkatheter, Ureterenkatheter, innere Schiene, offene Operation, Ureterorenoskopie, Zeiss-Schlinge; in ca. 8–10 % der Fälle notwendig). Unter einer In-situ-ESWL versteht man die Stoßwellenlithotripsie von Harnleitersteinen ohne vorausgehende auxiliäre Maßnahmen. Mit „push and smash" wird das Hochschieben eines Harnleitersteins in das Nierenbecken oder in einen Nierenkelch mit anschließender Zertrümmerung dort bezeichnet.

Vorbereitung

- Labor: kleines BB, Retentionswerte, Gerinnung
- Urinkontrolle
- Sonographie des Harntraktes
- Aktuelles Ausscheidungsurogramm und / oder Harnwegsübersichtsaufnahme sollten vorliegen
- Anamnese, Aufnahmeuntersuchung, Aufklärungsgespräch und Einholen der Einwilligung in den Eingriff durch den zuständigen Arzt
- Abführen am Vorabend (Hebe-Senk-Einlauf; z.B. 50 Tr. sab)
- Am Behandlungstag nüchtern lassen

Nachbehandlung

- Bei Bedarf Versorgung mit i.v.-Schmerzmitteln
- Vitalzeichenkontrolle
- Konservative Harnleitersteintherapie (s. dort)
- Sonographie und kleines BB
- Röntgenkontrolle auf Anordnung

Mögliche Komplikationen

- Insgesamt selten (< 1 % während der Behandlung)
- Herzrhythmusstörungen (Neuauftreten oder Verschlimmerung von vorbestehenden)

- Lungengewebe ist relativ stark gefährdet
- Perirenales und / oder intrarenales Hämatom (< 1 %)
- Steinstraße (Aufstau vieler Steintrümmer hinter einem sog. „Pilotstein" im Harnleiter)
- Koliken (10–40 % der Fälle)
- Subkutanes Hämatom (10 %)
- Hämaturie
- Auxiliäre Maßnahmen (s.o.)
- Mehrfachbehandlungen in 8–15 % notwendig
- Hörsturz (sehr selten)
- Bei Konkrementlokalisation im kleinen Becken evtl. Tubenläsion (Eileiterverletzung)

Kontraindikationen

- Unbehandelte Gerinnungsstörung, unbehandelter Harnwegsinfekt
- Harnstauung im Bereich des Abflußweges der Steintrümmer
- Nierenbeckenabgangsstenose, Kelchhalsstenose
- Schwangerschaft
- Technische Kontraindikationen: Adipositas permagna, Kinder < 100 cm Körperlänge (Lunge)
- Stein in Knochennähe oder -deckung (im Zweifelsfall Probeortung, auxiliäre Maßnahmen)

7 Urologische Notfälle

7.1 Vorbemerkungen

Obwohl jeder medizinische Notfall durch unterschiedliche Begleitumstände oder individuelle Faktoren des Patienten eine neue Herausforderung darstellt lassen sich einige häufige Notfallsituationen für die Urologie definieren und vorbereiten (gut gerüsteter Katheterwagen, Priapismus-Set etc.). Hier ist die eingangs geforderte reibungslose Zusammenarbeit zwischen zuständigem Arzt und Pflegepersonal besonders wichtig und manchmal sogar Voraussetzung zur Beherrschung einer solchen Situation. Gleichwohl sollte nach Situationen, die nach dem Dafürhalten der Beteiligten nicht optimal verlaufen sind (dies wird immer wieder einmal vorkommen), eine von Personen losgelöste Manöverkritik unter Einbeziehung aller Beteiligten erfolgen.

7.2 Harnleiterkolik

Erscheinungsbild

- Meist plötzlich einsetzende, in ihrer Intensität wellenartige Schmerzen in einer Flanke mit Ausstrahlung in den Unterleib bzw. Hodensack
- Patienten sind typischerweise unruhig und können nicht ruhig liegen bleiben
- Häufig kennen die Patienten solche Beschwerden von früheren Steinepisoden her
- Fieber und Schüttelfrost können die lebensbedrohliche Urosepsis (s. unten) anzeigen
- Recht häufig treten gleichzeitig Übelkeit und Erbrechen auf
- Oft wird über eine Verlagerung des Schmerzes von der Flanke in den Unterbauch berichtet

Grundzüge der Behandlung

- Gabe von Schmerzmitteln durch den zuständigen Arzt
- Abgrenzung von anderen Krankheitsbildern mit u. U. ähnlichem Erscheinungsbild: z. B. akute Pankreatitis, Peritonitis, akutes Skrotum, Wirbelsäulenerkrankungen, Nierenarterienembolie
- Wenn erforderlich Entlastung, einer Harnstauungsniere mittels perkutaner Nephrostomie oder Ureterenkatheter
- Ein Ausscheidungsurogramm sollte wenn möglich erst nach Schmerzmittelgabe und Abklingen der akuten Kolik angefertigt werden, da das verwendete Kontrastmittel harntreibend wirkt und eine Kolik ggf. drastisch verstärkt

7.3 Harnverhalt (Ischurie)

Erscheinungsbild

- Die stark gefüllte Harnblase kann nicht entleert werden
- Häufig mit quälenden Schmerzen und starker Unruhe einhergehend
- Evtl. werden ständig kleine Urinportionen abgesondert (Überlaufinkontinenz)
- Bei manchen Patienten (u. a. Diabetiker, Frischoperierte mit Spinalanästhesie oder Querschnittsgelähmte) kann ein Harnverhalt auch schmerzlos eintreten
- Relativ spät werden manchmal solche quälenden Zustände bei Patienten erkannt, die sich aus irgendwelchen Gründen nicht äußern können. In der Blasenregion kann dann eine stark druckempfindliche Vorwölbung oberhalb des Schambeins getastet werden und zur richtigen Diagnose führen

Grundzüge der Behandlung

- Steriler transurethraler oder suprapubischer Katheterismus
- Wenn möglich Beseitigung der zugrundeliegenden Ursache
- Die häufig propagierte Forderung nach portionsweisem „fraktioniertem" Ablassen des Urins aus der Blase ist nach meiner Erfahrung unbegründet

7.4 Paraphimose

Erscheinungsbild

Bei dieser auch „spanischer Kragen" genannten Erscheinung ist die hinter die Eichel zurückgezogene relativ enge Vorhaut infolge Lymphstauung stark angeschwollen und läßt sich nicht mehr ohne weiteres nach vorn über die Eichel streifen.

Grundzüge der Behandlung

- Zunächst sollte ein sog. manuelles Repositionsmanöver versucht werden (s. u.)
- Da es sich häufig um Kinder oder um schon länger bestehende Paraphimosen handelt, empfiehlt sich eine vorbereitende Lokalanästhesie oder sogar eine Analgosedierung unter Hinzuziehung eines Anästhesisten
- Das Repositionsmanöver besteht nun darin, daß man zunächst die meist ebenfalls geschwollene Eichel komprimiert und danach erst die Vorhaut mit beiden Zeige- und Mittelfingern nach vorn und gleichzeitig mit beiden Daumen die Eichel nach hinten über den Schnürring zieht bzw. drückt
- Bei ruhiger Vorbereitung und genügender vorbereitender Kompression der Eichel sowie zielgerichtetem Vorgehen gelingt dieses Manöver fast immer; sollte trotzdem die Reposition nicht gelingen, ist die dorsale Inzision des Schnürrings in Lokal- oder Allgemeinnarkose erforderlich
- An die Notfallbehandlung der Paraphimose sollte sich nach Rückgang der Schwellung die Zirkumzision anschließen

7.5 Priapismus

Erscheinungsbild

- Als Priapismus (nach dem gr. Fruchtbarkeitsdämon Priapos, dem Sohn der Aphrodite und des Dionysos, der traditionell mit erigiertem Phallus dargestellt wird) bezeichnet man eine schmerzhafte Dauererektion ohne sexuelle Erregung; typischerweise sind die Schwellkörper erigiert, und die Eichel ist im Gegensatz hierzu schlaff, während sie bei der normalen sexuellen Erektion ebenfalls vergrößert und erigiert ist
- Als prolongierte Erektion wird eine durch Injektion von erektionsfördernden Substanzen in die Schwellkörper (SKIT / SKAT) hervorgerufene Dauererektion $> 6\,$h bezeichnet

• Unbehandelt führen beide Zustände zu einer Schwellkörperthrombose und -fibrose und damit zum Verlust der Erektionsfähigkeit

Grundzüge der Behandlung

• Es handelt sich um eine echte Notfallsituation – die Behandlung sollte, auch wenn Patienten den Arztbesuch manchmal sehr lange hinauszögern, so früh wie möglich beginnen
• Bewährt hat sich ein stufenweises Vorgehen:
   1. Venöser Zugang, Blutentnahme (kleines Blutbild, Gerinnung, Elektrolyte, Retentionswerte), Vitalzeichen
   2. Desinfektion und Punktion der Schwellkörper mit einer großlumigen (19 G) Butterfly-Kanüle beiderseits seitlich nahe der Penisbasis; hiernach möglichst schnelle Aspiration von ca. 200–350 ml Blut mittels 20-ml-Spritzen; bei Erfolg Anlage eines Gummi-Tourniquets (z.B. 16-Ch-Katheter) um die Penisbasis und Spülung der Schwellkörper mit heparinisierter Kochsalzlösung (z.B. 10000 E auf 500 ml), das Tourniquet soll eine Einschwemmung des Heparins in den Kreislauf verhindern
   3. Bei weiterbestehender Erektion Medikamentengabe in die Schwellkörper über eine der Butterfly-Kanülen unter ständiger Kreislaufkontrolle (es kann zu starkem Blutdruckanstieg kommen; Nifedipin 10-mg-Kapseln zum Zerbeißen bereithalten):
      – 2 mg Etilefrin (z.B. 1 ml Effortil auf 10 ml verdünnen und dann 2 ml vom Gemisch geben);
      – wenn nach ca. 10 min keine Besserung, erneut 2 mg Etilefrin;
      – wenn nach ca. 10 min keine Besserung, 2 mg Metaraminol;
      – wenn nach ca. 10 min keine Besserung, erneut 2 mg Metaraminol
   4. Schaffung eines zusätzlichen venösen Abstroms aus den Schwellkörpern in Narkose; hierzu werden mit einer Tru-Cut-Nadel 3 oder mehr Verbindungen zwischen Schwellkörpern und Eichel ausgestanzt (Ebbehoj – Winter – Shunts); Verfahren, bei denen mittels Veneninterponat ein Abfluß zur Vena saphna magna geschaffen wird, gelangen nur noch selten zur Anwendung; postoperativ Vollheparinisierung, Gerinnungskontrollen, ggf. vorübergehende Versorgung mit suprapubischem Katheter
• Da einige der oben erwähnten Utensilien und Medikamente im Ernstfall mühsam zusammengesucht werden müssen, hat es sich bewährt, ein sog. Priapismus-Set bereitzuhalten: großlumige Butterfly-Kanülen (19 G), Effortil-Ampullen, Nifedipin-10-mg Kapseln, Metaraminol-Ampullen (Araminum, über internationale Apotheke), Tru-Cut-Nadeln

7.6 Blutiger Urin (Hämaturie) – Blasentamponade

Erscheinungsbild und weiteres Vorgehen

- Jede Blutbeimengung zum Urin stellt ein urologisches Leitsymptom dar und sollte Anlaß zu weitergehenden Untersuchungen sein
- Unter Mikrohämaturie versteht man eine Blutbeimengung, die nur mittels Mikroskop oder Teststreifen erkennbar ist; die Mikrohämaturie ist keine Notfallsituation, sollte jedoch wie oben erwähnt weiter abgeklärt werden
- Unter Makrohämaturie wird eine mit dem bloßen Auge erkennbare Blutbeimengung verstanden; für eine weitere Unterteilung benutzt man die Begriffe schmerzhafte und im Gegensatz hierzu die schmerzlose Makrohämaturie; obwohl für den Patienten diese Erscheinungen sehr alarmierend sein können, liegt nur selten ein echter Notfall mit drohendem Verbluten vor: Eine geordnete Abklärung mittels Anamnese, körperlicher Untersuchung, Urinkontrolle, Sonographie, Zystoskopie und ggf. Ausscheidungsurographie sollte umgehend eingeleitet werden; oft ist eine vorbereitende Blasenspülbehandlung mittels Spülkatheter erforderlich
- Bei der Blasentamponade handelt es sich um eine starke Blutung aus dem Harntrakt, die durch geronnene Blutkoagel zu einer Verstopfung der Blase geführt hat; es kommt zum sog. blutigen Harnverhalt mit starken Schmerzen und u. U. zu einer Schocksymptomatik infolge des Blutverlusts; nach Schaffung eines venösen Zugangs, Messung der Vitalzeichen und Blutentnahme zur Bestimmung der Blutgruppe sowie der Routineparameter muß diese Koagelverstopfung sofort mit einem großlumigen Einmalkatheter (ca. 22 Ch; idealerweise mit einem sog. Flötenschnabel) ausgeräumt werden; bei zu großer Schmerzhaftigkeit muß die Prozedur ggf. in Narkose über einen Zystoskop- oder Resektoskopschaft erfolgen; an die Tamponadenausräumung schließt sich in aller Regel eine Blasenspülbehandlung über einen 3-Wege-Spülkatheter und die weitere bereits oben geschilderte Diagnostik an; sollte mit den genannten Maßnahmen keine akzeptable Blutstillung erreicht werden, sind selten auch Notfall-Operationen erforderlich (Nephrektomie, TURP, TURB, Elektrokoagulation in Narkose)
- Manchmal täuscht auch eine Rotfärbung des Urins durch Medikamente oder Nahrungsmittel blutigen Urin vor

7.7 Urosepsis

Erscheinungsbild

Von einer Infektion der Harnwege ausgehende Keimeinschwemmung in die Blutbahn:

- Im Erscheinungsbild recht unterschiedlich: Flankenschmerzen und Fieber, Schüttelfrost, „septische" abendliche Fieberschübe, chronische Anämie, BKS-Beschleunigung, äußerlich erkennbare Abszedierung, trüb-eitriger Urin, Thrombozytenabfall; Symptome liegen keinesfalls immer vor
- Besonders bei älteren und / oder abwehrgeschwächten oder diabetischen Patienten kommen symptomarme schleichende Verläufe häufig vor
- Mündet unbehandelt in den septischen Schock, der auch heute noch eine ungünstige Prognose hat

Grundzüge der Behandlung

- Antibiose und rasche Entlastung des Sepsisherdes, z. B. einer infizierten Harnstauungsniere
- Anlage eines Resistogramms vom infizierten Urin oder Abstrich um ggf. gezielt das Antibiotikum umstellen zu können
- Nach Stabilisation des Allgemeinzustandes Behandlung von evtl. zugrundeliegenden Faktoren (Steine, Engen im Harntrakt etc.)
- Ggf. sind eine notfallmäßige Nephrektomie und Abszeßdrainage bei perinephritischem Abszeß erforderlich
- Häufig Intensivüberwachung erforderlich

7.8 Akutes Skrotum

Erscheinungsbild

- Plötzlich einsetzende Schmerzen im Bereich des Hodensacks
- Evtl. Rötung, Schwellung, Druckschmerzhaftigkeit, äußere Verletzungszeichen, Hauterscheinungen, Kollapsneigung, Übelkeit / Erbrechen

Grundzüge der Behandlung

- Da eine Reihe von sehr unterschiedlichen Krankheitsbildern (Hodentorsion, akute Epididymitis, inkarzerierte Leistenhernie, Hydatidentorsion, Orchialgie, Hodenverletzung) ein akutes Skrotum hervorrufen können, ist die umgehende fachärztliche Beurteilung erforderlich, da z. B. bei einer verschleppten Hodentorsion ein (vermeidbarer) Organverlust droht

- Patienten sollten bis zur fachärztlichen Entscheidung über das weitere Vorgehen nüchtern bleiben
- Urinstatus, Sonographie und Laborroutine ergänzen das klinische Bild
- Sehr häufig ist eine Hodenfreilegung zur weiteren Klärung erforderlich

7.9 Akutes Nierenversagen – Oligurie/Anurie

Erscheinungsbild

- Im Unterschied zum Harnverhalt ist die Blase leer und definitionsgemäß bei der Anurie eine Urinproduktion unter 100 ml in 24 Stunden zu beobachten
- Als Oligurie bezeichnet man eine Urinproduktion unter 500 ml in 24 h
- Man spricht von einer drohenden Oligurie/Anurie bei stündlichen Urinportionen unter 20 ml (normal über 60 ml)
- Die unbehandelte Anurie führt über das urämische Koma zum Tode

Grundzüge der Behandlung

- Rasche Zuordnung zu den möglichen
  - postrenalen (Verlegung der Harnwege)
  - renalen (Nierengefäßerkrankungen, Nierenerkrankungen)
  - prärenalen (Blutdruckabfall aus unterschiedlichsten Gründen, Exsikkose) Ursachen und entsprechende Behandlung
- Intensivmedizinische bilanzierte Betreuung mit ggf. Hämofiltration oder Dialyse erforderlich
- Evtl. tritt nach Überwindung einer solchen Situation eine sog. polyurische Phase mit der Ausscheidung großer Mengen von gering konzentriertem Urin ein, die die bilanzierte Gabe von großen Mengen an Flüssigkeit und Elektrolyten erfordert

7.10 Nierenverletzung

Erscheinungsbild

- Relativ seltene Verletzung nach Flankentrauma; häufig mit anderen Verletzungen kombiniert
- Äußere Verletzungszeichen liegen nicht immer vor
- (Mikro- oder Makro-) Hämaturie kann vorliegen
- Kreislaufkollaps, akutes Abdomen

Grundzüge der Behandlung

- Sicherer venöser Zugang, Vitalzeichenkontrolle, Laborroutine inkl. Blutgruppe
- Patient bis zur endgültigen Festlegung des weiteren Vorgehens nüchtern lassen
- Ggf. Intensivüberwachung
- Abgestufte Diagnostik: Sonographie, CT, Urogramm; wenn erforderlich, DSA
- Je nach Allgemeinzustand und Ergebnis der Diagnostik reicht die Spannweite der weiteren Behandlung im individuellen Fall von abwartender Überwachung über Nierenfreilegung / Hämatomausräumung / Nierenteilresektion bis zur Nephrektomie

7.11 TUR-Syndrom

Erscheinungsbild

- Einschwemmung von elektrolytfreier Spüllösung, wie sie zur transurethralen Elektroresektion (TUR) verwendet werden muß, in das venöse System mit den hieraus resultierenden Zeichen einer Überwässerung: Kältezittern, Abfall des Serum-Natrium, Lungenödem, Schocksymptomatik, Verwirrtheitszustände, ZVD-Anstieg
- Bei Resektionszeiten von > 1 h steigt das Risiko für ein solches TUR-Syndrom stark an

Grundzüge der Behandlung

- Schnellstmögliche Beendung des Eingriffs
- Intensivüberwachung, Bestimmung der Serumelektrolyte und des ZVD
- Ausschwemmung mit Furosemid (Lasix), NaCl-Gabe

7.12 Kontrastmittelallergie

Erscheinungsbild

- Selten (1 : 40000) lebensbedrohliche Reaktion: Anaphylaxie, Herz-Kreislauf-Stillstand, Herzrhythmusstörungen
- Noch seltener schwere Reaktion der Atemwege: Larynxödem / Lungenödem, Atemnot
- Häufiger (5–10 % der Urogramme) milde generalisierte Reaktionen: Ausschläge, Ödeme um Mund und/oder Augen, zeitweilige Übelkeit und Erbrechen, generalisiertes Jucken, Kollaps, Hitzewallung, Schmerzen im Verlauf der punktierten Vene, Schmerzen in Kopf, Brust oder Bauch
- Gelegentlich werden spät nach Kontrastmittelgabe auftretende Allergien beobachtet
- ca. 90 % aller schweren Kontrastmittelzwischenfälle treten in den ersten 5–10 min nach Kontrastmittelgabe auf

Grundzüge der Behandlung

- Besonders gefährdet sind (Klein-)Kinder, ältere Patienten (über 70 Jahre), Patienten mit (auch anderen) Allergien in der Vorgeschichte, Phäochromozytompatienten, Asthmatiker, Epileptiker, ängstliche und psychisch labile Patienten;
  hier sollten besondere Vorsichtsmaßnahmen getroffen werden: sicherer venöser Zugang, vorausgehende medikamentöse Blockade der Histaminrezeptoren
- Keine Kontrastmittelgabe ohne vorherige sorgfältige Befragung nach evtl. bereits aufgetretenen Unverträglichkeitsreaktionen, Aufklärungsgespräch mit dem Patienten und schriftlich festgehaltenes Einverständnis des Patienten
- Kontrastmittelgabe ist nur durch einen Arzt, der notfalls die Behandlung einer Allergie beherrscht, zulässig
- Bei Unverträglichkeitsreaktionen in der Vorgeschichte kann eine erneute Kontrastmittelgabe nur bei dringender Indikation, sicherem venösen Zugang, vorausgehender medikamentöser Blockade der Histaminrezeptoren und, wenn irgend möglich, Anwesenheit eines Anästhesisten erfolgen
- Auch bei nur geringen Erscheinungen sollte jede Kontrastmittelzufuhr sofort unterbrochen werden
- Im einzelnen richtet sich die Therapie der Kontrastmittel-Allergie nach den vorliegenden Symptomen; folgende Medikamente / Utensilien sollten griffbereit sein (Funktionstüchtigkeit / Vollständigkeit wöchentlich am besten reihum checken und allen Kolleginnen und Kollegen die Aufbewahrungsorte zeigen):

1. Sauerstoff / Intubationsbesteck / Ambubeutel / Absaugmöglichkeit
2. Blutdruckmessgerät
3. Braunülen / Infusionsbestecke / Infusionslösungen
4. Histaminrezeptorblocker / Kalziumpräparate / Kortisonpräparate
5. Adrenalin / Theophyllinpräparate / Sedativa

7.13 Penisfraktur

Erscheinungsbild

- Bei starker Verbiegung des erigierten Penis meist im Rahmen des Geschlechtsverkehrs reißt die bindegewebige Umhüllung der Schwellkörper, und es kommt zu einem schmerzhaften plötzlichen Erektionsverlust und deutlichen Bluterguß
- Bei schweren Formen kann die Harnröhre mitverletzt sein

Grundzüge der Behandlung

- Hämatomausräumung, Naht der Rupturstelle und genaue Inspektion/Sondierung der Harnröhre in Narkose; perioperative Antibiose; ggf. vorübergehende Versorgung mit suprapubischem Fistelkatheter

7.14 Frenulumabriß

Erscheinungsbild

- Meist im Rahmen von Geschlechtsverkehr kommt es zum Abriß des in aller Regel zu kurz angelegten Vorhautbändchens (Frenulum breve) mit u.U. erheblicher Blutung aus der A. frenularis

Grundzüge der Behandlung

komplettierende Frenulotomie und Naht in Lokalanästhesie

7.15 Harnröhrenverletzung und Via falsa der Harnröhre

Erscheinungsbild

- Häufige, relativ spät bedachte und daher auch erkannte Begleitverletzung bei Beckenfrakturen oder sonstigen stumpfen und offenen Verletzungen des Unterleibs

- Blutung aus dem Meatus
- Äußere Verletzungszeichen müssen nicht immer vorliegen
- Katheterismus beim Verletzten unmöglich
- Harnverhalt
- Via falsa: lat. „falscher Weg"; durch äußere Gewalt hervorgerufene Blindgänge (z. B. der Harnröhre) durch zu forschen Katheterismus oder unsensiblen Versuch der Urethrozystoskopie, vor allem bei vorbestehenden Engen

Grundzüge der Behandlung

- Bei Verletzten mit Verdacht auf eine Harnröhrenverletzung ist jeder transurethrale Katheterismus zu unterlassen; falls erforderlich, sollte ein suprapubischer Katheter gelegt werden
- Radiologische Darstellung der Harnröhre, der Blase und des oberen Harntrakts (UCG und Urogramm)
- Bei einer Via falsa kann je nach Befund eine vorübergehende Versorgung mit SFK und / oder korrekt plaziertem transurethralen Katheter ausreichend sein
- Oft ist eine technisch aufwendige offenchirurgische Versorgung der Harnröhrenverletzung erforderlich
- Häufig Spätkomplikationen: rezidivierende Harnröhrenstrikturen, erektile Dysfunktion

8 Routineabläufe

8.1 Häufig benötigte Laborparameter

Steinlabor

- Urinkontrolle (s. dort)
- Steinanalyse
  - Stein sollte trocken sein
  - Methode der Wahl ist die Infrarotspektroskopie (technisch einfacher, geringere Probenmenge, 1 % Fehlanalysen) oder die Röntgendiffraktion
  - Chemische Steinanalyse obsolet (ca. 50 % Fehlanalysen in Ringversuchen)
  - Möglichst alles Steinmaterial einsenden und Kern-Schale-Analyse (Schichtung)
  - möglichst jeden Stein einsenden (Steinartwechsel möglich)
- 24-h-Sammelurin
  - Konservierung unbedingt erforderlich um einen bakteriellen Zitratabbau und pH-Verfälschungen zu vermeiden (10 % Thymol in Isopropanol, ideal: 5 ml / 1000 ml Harn)
  - Bei zügiger Verarbeitung ist eine Kühlung nicht erforderlich
  - Zur Bestimmung von Kalzium- und Oxalsäurewerten sollte eine repräsentative Probe des Sammelurins entnommen und mit HCl auf pH 1 angesäuert werden
  - Patienten aufklären: Sammelperiode beginnt mit Blasenentleerung und Verwerfen dieser Portion; dann Auffangen aller Urinportionen für 24 h mit abschließender Blasenentleerung am Ende der Sammelperiode und Hinzufügen dieser Portion zur Sammelmenge
  - Geeignetes Sammelgefäß bereit halten und auf evtl. Konservierungsmittel (s.o.) hinweisen
  - Parameter: Menge, pH (Streifen haben Fehler bis 50 %, besser pH-Meter), spez. Gewicht, Ca (ansäuern), Na, K, anorg. Phosphat, Harnsäure, Kreatinin, Mg, Oxalsäure (ansäuern!), Zitrat, Zystin (nur auf besondere Anordnung)

Normalwerte im 24-h-Sammelurin (mod. nach Hesse 1993)

Parameter	SI-Einheit (mmol)	alte Einheit	path. bei Urolithiasis
Natrium	150–220	mval	–
Kalium	30–90	mval	–
Kalzium	0,25–7,5	0,5–15,0 mval 10–300 mg	>8 mmol/24 h
Harnsäure		<500 mg/24 h	>4 mmol/24 h
Magnesium	1,5–7,5	3,0–15,0 mval 40–200 mg	<3 mmol/24 h
anorganisches Phosphat	16–48	496–1487 mg	>35 mmol/24 h
Zitrat	2,08–4,16	400–800 mg	<2,5 mmol/24 h
Oxalsäure	<0,5	<45 mg	>0,5 mmol/24 h
Zystin	<0,333	<80 mg	>0,8 mmol
Xanthin	<0,04	<6,1 mg	>0,150 mmol
2,8 DHA	nicht nachweisbar	nicht nachweisbar	nachweisbar
Chlorid	170–210	mval	
Ammonium (NH$_4$)	30–50 mmol	510–850 mg	
anorganisches Sulfat	15–25 mmol	490–800 mg	
Kreatinin	11,5–15	1,3–1,7 g	Männer 13–18 Frauen 7–13 mmol/24 h
Kreatinin-Clearence	Frauen: 95–160 Männer: 98–156 (ml/min)		
spez. Gewicht	1,005–1,030 (g/cm^3)		>1,010 g/cm^3
pH	5,8–6,8 (ohne Einheit)		<5,5 >7 steinartabhängig

- Labor
  - Parameter: Natrium, Kalium, Kalzium, anorg. Phosphat, Harnsäure, Kreatinin, Harnstoff, alk. Phosphatase, ges. Eiweiß (keine Serumelektrophorese), Parathormon (PTH, nur auf besondere Anordnung, allenfalls 1 mal jährlich)
- pH-Profil und Dichte über mehrere Tage
  - Patientenanleitung!
  - z. B. mit „MD-Spezial" oder mit Zylometer und pH-Meter

Laboruntersuchungen vor Nierenbiopsie

- Kleines BB mit Thrombozyten und Diff.-BB sowie Fragmentozyten und Retikulozyten
- Kreatinin, Natrium, Kalium, Gesamteiweiß, Gesamtbilirubin, Serumelektrophorese, ASL, LDH
- BKS
- Kreatinin-Clearence
- 24-h-Sammelurin (Menge, spez. Gewicht, Eiweiß)
- Osmolalität von Serum und Urin

Op.-Labor

- Kleines BB mit Thrombos
- Blutzucker (bei Diabetikern BZ-TP)
- Quick, PTT, PTZ
- Kreatinin, Natrium, Kalium, Gesamteiweiß, GPT, y-GT, Gesamtbilirubin
- Blutgruppe (nur auf besondere Anordnung)
- Erykonzentrate („Konserven") bereithalten oder kreuzen (nur auf besondere Anordnung)

Laboruntersuchungen bei erektiler Dysfunktion (ED)

- Hormone: T3, T4, TSH, Prolactin, Testosteron, LH, FSH
- kleines BB mit Thrombos, Blutzucker (bei Diabetikern BZ-TP), y-GT, Cholesterin, Triglyzeride, Kreatinin

8.2 Urinkontrolle

Die Bedeutung einer exakten Urindiagnostik für die urologische Alltagsarbeit kann gar nicht hoch genug angesiedelt werden. Leider verführt die routinebedingte Häufigkeit der Untersuchung manchmal zu typischen, vermeidbaren Fehlern:

- Patienten werden nicht in den korrekten Ablauf der Mittelstrahluringewinnung (s. unten) eingewiesen; das Überreichen des Urinbechers mit der Maßgabe, diesen mit Urin zu füllen, reicht nicht!
- Urinportionen bleiben unnötig lange vor der Weiterverarbeitung irgendwo stehen: Zellen im Urin werden zerstört, und Bakterien können überwuchern und so das Ergebnis der Untersuchung verfälschen
- Urinkontrolle wird nicht zu Beginn der Diagnostik durchgeführt: Es laufen evtl. unnötige Untersuchungen, obwohl die Urinkontrolle wichtige oder sogar entscheidende Hinweise gegeben hätte!

Probengewinnung

Patientengruppe	Bevorzugte Methode der Urinprobengewinnung
Männer	Mittelstrahlurin; kann kein Spontanurin gelassen werden, Katheterurin (K-Urin); selten Blasenpunktion
Frauen	Katheterurin (K-Urin); selten Blasenpunktion; zur reinen Ausschlußdiagnostik evtl. Mittelstrahlurin (bei pathologischem Befund muß dann jedoch zur korrekten Erregeridentifikation ein K-Urin nachgeschaltet werden!)
Säuglinge, Kleinkinder	Klebebeutel; selten Blasenpunktion (Jungen) oder K-Urin (Mädchen)

- Gewinnung von Mittelstrahlurin:
  Männer: Vorhaut zurückstreifen, Eichel wenn nötig waschen, 1. Urinportion in die Toilette, 2. Portion in den Urinbecher, anschließend Blase in die Toilette entleeren
  Frauen: Labien mit einer Hand spreizen, 1. Urinportion in die Toilette, 2. Portion in den Urinbecher, anschließend Blase in die Toilette entleeren
- Unter einer 2-Gläser-Probe versteht man die Untersuchung beider Urinportionen
- Bei der 3-Gläser-Probe wird nach der 2. Urinportion eine Prostatamassage durchgeführt und anschließend noch einmal eine Urinportion aufgefangen (Exprimaturin)

Streifentest

Den ersten Schritt bei der Urinuntersuchung stellt ein handelsüblicher Teststreifen („Westentaschenlabor") dar: Der Combur-8-Test untersucht beispielsweise Nitrit, pH, Albumin, Glukose, Keton, Urobilinogen, Bilirubin und Hämoglobin. Hier können bereits wichtige Hinweise gewonnen werden; zur exakten Beurteilung müssen jedoch die zellulären Elemente des Urins mittels Harnsediment untersucht werden.

Harnsediment

Ein Reagenzglas mit Urin wird 5 min mit 2000 U/min zentrifugiert, der Bodensatz wird anschließend durchmischt und unter dem Mikroskop betrachtet.
Normal sind: Erys, 0–2/Gesichtsfeld (GF, bei anderer Zählmethode <2350/ml); Leukos, Männer: 0–2/GF (<2350/ml), Frauen: 0–5/GF (<4300/ml); wenige hyaline Zylinder; wenige Plattenepithelzellen.

Urinbakteriologie

Anlegen einer Eintauchkultur („Uricult") und/oder Bouillonkultur zur Anzüchtung und Bestimmung der im Urin vorhandenen Bakterien. Unter einem Resistogramm (Antibiogramm) versteht man das Austesten einer Bakterienreinkultur gegenüber verschiedenen Antibiotika, die z.B. mit Testblättchen auf die Nährböden aufgebracht werden, um die Empfindlichkeit der Erreger gegenüber den verschiedenen Substanzen zu untersuchen.

8.3 Urinzytologie

Prinzip

Untersuchung des Urins auf abnorm geformte rote Blutkörperchen, Tumorzellen und andere zelluläre Bestandteile.

Uringewinnung

- Frisch gelassener Tagesurin (nicht 1. Morgenurin: wegen Zersetzung der zellulären Elemente)
- Falls eine kompetente Beurteilung in der eigenen Abteilung nicht möglich ist Versand in speziellen Röhrchen mit Konservierungsmittel (Thiomersal) und vollständig ausgefülltem Anforderungsschein

8.4 Uroflow

Prinzip

- Quantitative und qualitative Analyse des Harnstrahls; Bestimmung des durch die Harnröhre entleerten Volumens pro Zeiteinheit
- Schnelle, kostenarme und nichtinvasive Übersichtuntersuchung zur Erfassung einer Harnabflußstörung aus der Blase und zur Therapiekontrolle nach Behandlung einer solchen

Untersuchungsablauf

- Patient soll Wasser lassen in den Auffangtrichter des Meßgeräts, welches dann eine sog. Uroflowkurve aufzeichnet
- Dem Patienten vorher den Untersuchungsablauf und Apparatur erklären und ihn bitten, mit gefüllter Harnblase zur Untersuchung zu erscheinen, evtl. zum Trinken ermuntern
- Patient soll „normal wie immer" urinieren und keineswegs versuchen, eine „Bestleistung" zu erbringen
- Harnflußmessung möglichst nicht mit anderen Untersuchungen kombinieren
- Ruhige und ungestörte Untersuchungsbedingungen herstellen
- Bei zu erwartendem plötzlichem Harndrang den Patienten in der Nähe des Untersuchungsraums trinken lassen
- Beurteilbare und aussagekräftige Harnflußkurven können erst ab Urinportionen über 150 ml gewonnen werden!

8.5 Katheterismus und Katheterpflege

Verwendete Kathetertypen, Instrumentarium

- Einmalkatheter (meist mit Tiemann-Spitze, für Frauen kürzer und mit Nelaton-Spitze)
- Dauerkatheter; unterschiedliche Materialien: Latex, Silikon; unterschiedliche Spitzen (Abb. 18): Nelaton oder Tiemann; mit Pigtail (muß angenäht werden, z.B. Resektions-SPK) oder Ballon (Füllmenge beachten; Blocken mit sterilem Wasser)
- Auf unterschiedliche Katheterlängen (kurze Ausführungen für Frauen oder suprapubischen Gebrauch) achten
- Hämaturiekatheter (20–24 Ch; Zulauf, Ablauf, Block)
- Flötenschnabelkatheter: spezielle Katheter zum Ausräumen von Blasentamponaden; werden resterilisiert, also nicht wegwerfen!
- Instillagel (Männer 11 ml, Frauen 6 ml; Endosgel wird nur bei narkotisierten Patienten verwendet, weil es kein Lokalanästhetikum enthält)

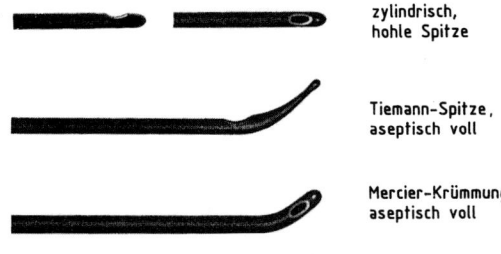

Abb. 18. Katheterformen

- Sterile (anatomische) Pinzette (alternativ in Einzelfällen nur sterile Handschuhe oder ein Vorschieben direkt aus der sterilen Hülle möglich; Katheterismus mit der sterilen Pinzette sollte bevorzugt werden, da hierbei trotz der leicht möglichen Verunreinigung der Handschuhe die Sterilkette nicht durchbrochen wird)
- Blockerspritze (steriles Wasser; Menge ist auf dem Blockkanal des DK's vermerkt, NaCl 0,9 % wegen der möglichen Auskristallisation und Verklebung des Blockkanals möglichst nicht verwenden; beim Blocken mit Wasser muß mit einem Verlust von ca. 0,3 ml in 4 Wochen gerechnet werden, was vor allem beim NFK und den hier verwendeten kleinen Blockvolumina wichtig sein kann, deshalb Blockvolumen regelmäßig prüfen!)
- Urinauffangbeutel (sog. „geschlossenes System", d.h. Entleerung über ein Ventil am Boden des Beutels ohne Ablösung des Beutels vom Ansatzstutzen des Katheters möglich) zur Gewährleistung eines sterilen geschlossenen Auffangsystems am besten schon bei der Vorbereitung mit dem Katheter verbinden
- Katheterset (steril eingeschweißt: Nierenschale, Tupfer u. Kompressen) sollte in ausreichender Zahl bereitstehen
- Katheterwagen (enthält alle vorgenannten Instrumente und zusätzlich: Blasenspritzen, Spülsysteme, Salben, Einmalunterlagen, sterile Handschuhe) regelmäßig auffüllen (am besten hierzu eine auf dem Wagen vorhandene Checkliste verwenden! Aufgebrauchte Materialien umgehend ersetzen!)

Katheterwagen – Checkliste

- Verbrauchte Artikel nach Gebrauch umgehend ersetzen
- 1 mal wöchentlich Checkliste durchgehen / Wagen aufräumen

Artikel	Anz.	Datum	Datum	Datum	Datum	Datum	Datum
Katheterset	4						
Moltex	8						
Einmalhandschuhe (medium), Paket	1						
Nierenschalen (steril)	3						
Nierenschalen (unsteril)	10						
Instillagel, Paket	1						
NaCl 0,9 %, 1000 ml, Schraubdeckel	2 Fl.						
NaCl 0,9 %, 100 ml	1 Fl.						
NaCl 0,9 %, 3-l-Spülbeutel	2						
NaCl 0,9 %, 250 ml	1 Fl.						
Aqua 100 ml	1 Fl.						
Katheterstopfen	4						
Kanülen Nr. 1 (gelb)	4						
Blasenspritzen	4						
Einmalspritze 10 ml	4						
Einmalspritze 20 ml	4						
Mullbinde	2						
Betaisodonalösung	1 Fl.						
Spülsystem	2						
Händedesinfektionsmittel	1 Fl.						
Urinbeutel 2 l	2						
Einmalkatheter 12 Ch (kurz)	2						
Einmalkatheter 16 Ch	2						
Einmalkatheter 22 Ch	2						
Hämaturiekatheter (3 Wege) 22 Ch	2						
Hämaturiekatheter (3 Wege) 24 Ch	2						
Dauerkatheter 16 Ch	2						
Handzeichen							

Grundregeln

- Zunächst sich mit den oben aufgeführten Instrumenten vertraut machen und anderen zusehen!
- Der Entschuß zum Katheterismus soll nicht leichtfertig gefaßt werden, insbesondere sollten andere, weniger eingreifende Methoden (zur Uringewinnung oder zur Restharnbestimmung) zuvor ausgeschöpft sein, denn auch ein korrekt ausgeführter Katheterismus kann (selten) Entzündungen, Blutungen oder Narben verursachen
- Unerfahrene (Pflegepersonen, Studenten oder Ärzte) sollten nur zusammen mit Erfahrenen katheterisieren!
- Mit den unten angeführten „genormten" Handgriffen und sterilen Hilfsmitteln kann auch in „unsteriler Umgebung" (Patientenzimmer, auf Hausbesuchen) aseptisch katheterisiert werden
- Vor Beginn alle benötigten Instrumente vollständig bereitlegen, um unnötiges Gerenne zu vermeiden (Katheterwagen vorher kurz checken und nötigenfalls auffüllen!)
- Nie mit Gewalt: läßt sich ein Katheter nicht „von leichter Hand" vorschieben, muß die Prozedur abgebrochen und der zuständige Arzt verständigt werden; so können Entzündungen, Blutungen oder Narben vermieden werden; über 80 % aller Harnröhrenstrikturen werden heute als von Medizinalpersonal verursacht (meist durch unsachgemäßen Katheterismus oder falsches Aufblocken) angesehen
- Der Dauerkatheter als Inkontinenzversorgung ist immer die schlechteste Lösung; es sollten vorher nach Ursachenabklärung durch den Urologen andere Versorgungen versucht werden: medikamentöse Therapie, Toilettentraining, Versorgung mit Papiervorlagen oder -windeln, Kondomurinal. Erst wenn auf diesem Weg keine akzeptable Lösung zu erreichen ist, kann der DK erwogen werden. Es sollten dessen häufigen Komplikationen, vor allem beim Mann, aber auch bei der Frau bekannt sein: Harnröhrenstriktur, Blasensteinbildung, hartnäckiger Harnwegsinfekt, Hämaturie, Fistelbildung, Erosion der äußeren Harnröhrenmündung, Schrumpfblasenbildung bei längerfristiger Dauerableitung. Vor allem bei Männern sollte unbedingt frühzeitig an den Wechsel zum suprapubischen DK (SPK) gedacht werden. In Absprache mit dem behandelnden Urologen sollte die Versorgung mit einem Kathetereinhandventil (Stäubli-Stopfen) zur Vermeidung einer Schrumpfblasenbildung erwogen werden. Monatliche Wechsel (je nach Trinkmenge und Urinzusammensetzung auch kürzere Abstände erforderlich) des DK müssen organisiert werden.
- Der Katheterisierende sollte schon zum eigenen Schutz immer Handschuhe tragen

8.6 Katheterismus beim Mann

- Hände waschen, alle Materialien bereitlegen, Patienten auf gerader fester Unterlage lagern und ihm den Ablauf kurz erklären
- Braunol auf die sterilen Tupfer geben, Verpackungen des Instillagels, des ausgewählten Katheters und der sterilen Pinzette öffnen, wenn benötigt, Blockerspritze bereitlegen
- Einmalunterlage oder, wenn vorhanden, steriles Einpackpapier des Kathetersets unterlegen; sterile Nierenschale des Kathetersets zwischen den Beinen des Patienten bereitlegen
- Handschuhe anziehen
- Vorhaut ganz bis hinter die Eichel zurückschieben
- Mit braunolgetränkten Tupfern die äußere Harnröhrenöffnung (Meatus) und die gesamte Eichel von innen nach außen reinigen, wobei insgesamt 3 frische Tupfer verwendet werden sollten; bei mangelhafter Genitalhygiene zuerst gründliche Entfernung aller sichtbaren Schmutzpartikel und dann Desinfektion wie oben beschrieben
- Instillation des Gleitmittels (11 ml Instillagel; Konus der Spritze in die äußere Harnröhrenmündung hineindrücken und Harnröhre mit den Fingern freilassen, damit das Gleitmittel nicht unbeabsichtigt danebenfließt)
- Penis kurz auf steriler Kompresse ablegen oder besser so halten, daß das Gleitmittel nicht aus der Harnröhre hinausfließen kann
- Sterile Pinzette aufnehmen und hiermit den Katheter kurz hinter seiner Spitze fassen; das Ende des Katheters kann entweder von einer Hilfsperson oder zwischen Ring- und kleinem Finger der Hand, welche die Pinzette hält, gehalten werden (Abb.19); bei vermutlich vol-

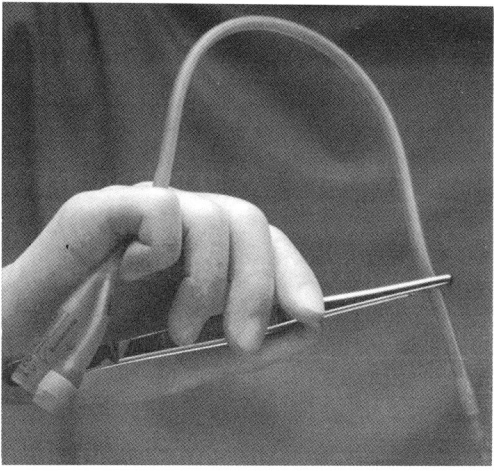

Abb. 19. Technik der Katheterisierung mit einer Pinzette

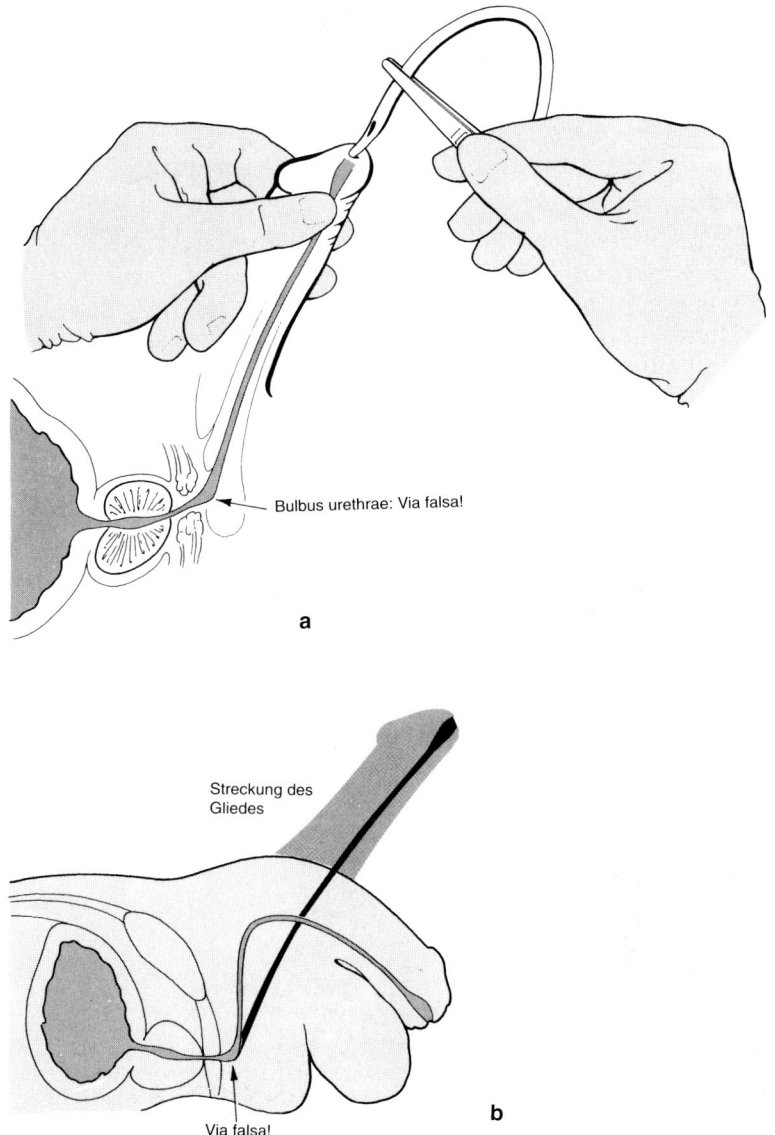

Bulbus urethrae: Via falsa!

a

Streckung des
Gliedes

Via falsa!

b

Abb. 20 a, b.   Katheterismus. Streckung der Urethra. In der bul-
bären Harnröhre kurz vor dem Beckenboden besteht die größte
Gefahr einer Verletzung

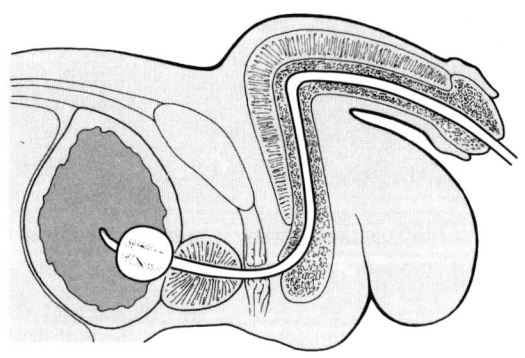

Abb. 21.   Dauerkatheter in situ. Der in der Blase aufgeblockte Ballon verhindert das Herausrutschen des Katheters. Die doppelte Biegung der Harnröhre ist deutlich zu erkennen.

ler Blase kann der Urinauffangbeutel schon jetzt mit dem Katheter verbunden werden

- Mit leichter Hand den Katheter in die Harnröhre einführen (Abb. 20); hierbei zunächst den Penis deckenwärts ziehen und bei Verspüren eines leichten Widerstands fußwärts strecken; dann Katheter sanft bis zum Ansatzkonus weiter vorschieben
- Bei Ballonkathetern (Abb. 21) nunmehr mit der bereitliegenden Blockerspritze blocken; der Patient sollte während des Blockens nach Schmerzen befragt werden; bei Schmerzangabe sofort wieder entblocken und nach weiterem Vorschieben des Katheters ggf. erneut versuchen
- Entleerung der Harnblase in die zuvor bereitgestellte Nierenschale oder in den angeschlossenen Urinauffangbeutel; besonders bei dünneren Einmalkathetern kann dieser durch Instillagel verstopft sein: Nach Aspiration mit der fest aufgesetzten Instillagelspritze kommt dann meist der Urinfluß in Gang
- Bei Ballonkathetern Anbringen eines Tropfenfängers („Fähnchen") vor der äußeren Harnröhrenmündung
- Zur Vermeidung einer Paraphimose (s. dort) die zurückgeschobene Vorhaut wieder ganz über die Eichel vorziehen
- Gebrauchtes Einmalmaterial in die Unterlage einschlagen und entsorgen (Pinzette zur Resterilisation zurückbehalten!)

8.7 Katheterismus bei der Frau

- Hände waschen, alle Materialien bereitlegen, Patientin auf gerader fester Unterlage lagern, ihr den Ablauf kurz erklären; Pfleger und Ärzte sollten nach Möglichkeit nur in Gegenwart einer weiteren weiblichen Person katheterisieren
- Braunol auf die sterilen Tupfer geben, Verpackungen des Instillagels, des ausgewählten Katheters und der sterilen Pinzette öffnen, wenn benötigt Blockerspritze bereitlegen

- Einmalunterlage oder, wenn vorhanden, steriles Einpackpapier des Kathetersets unterlegen; sterile Nierenschale des Kathetersets zwischen den Beinen der Patientin bereitlegen
- Handschuhe anziehen
- Die Patientin bitten, die Beine aufzustellen und zu spreizen; bei manchen Patientinnen muß dies eine Hilfsperson übernehmen und ggf. eine Lagerungshilfe unter das Gesäß gelegt werden
- Labien mit einer Hand spreizen; Spreizhaltung beibehalten, bis der Katheter eingeführt ist
- Mit braunolgetränkten Tupfern die großen und kleinen Labien sowie die äußere Harnröhrenöffnung (Meatus) von innen nach außen reinigen, wobei insgesamt 3 frische Tupfer verwendet werden sollten; Bewegungsrichtung von oben (Symphyse) nach unten (Anus) und keinesfalls umgekehrt! Bei mangelhafter Genitalhygiene zuerst gründliche Entfernung aller sichtbaren Schmutzpartikel und dann Desinfektion, wie oben beschrieben
- Instillation des Gleitmittels (6 ml Instillagel; Konus der Spritze vorsichtig in die äußere Harnröhrenmündung hineindrücken)
- Sterile Pinzette aufnehmen und hiermit den Katheter kurz hinter seiner Spitze fassen; das Ende des Katheters kann entweder von einer Hilfsperson oder zwischen Ring- und kleinem Finger der Hand, welche die Pinzette hält, gehalten werden; bei vermutlich voller Blase kann der Urinauffangbeutel schon jetzt mit dem Katheter verbunden werden; beim Einmalkatheterismus der Frau kann auf eine Pinzette verzichtet werden und der kurze Einmalkatheter am Ende mit den Handschuhen gefaßt werden
- Mit leichter Hand den Katheter in die Harnröhre einführen; bei Verfehlung der äußeren Harnröhrenmündung und Abgleiten des Katheters in die Scheide muß ein frischer Katheter genommen werden (sonst Verschleppung von Scheidenbakterien in die Blase)
- Bei Ballonkathetern nunmehr mit der bereitliegenden Blockerspritze blocken
- Entleerung der Harnblase in die zuvor bereitgestellte Nierenschale oder in den angeschlossenen Urinauffangbeutel
- Gebrauchtes Einmalmaterial in die Unterlage einschlagen und entsorgen (Pinzette zur Resterilisation zurückbehalten!)

8.8 Katheterismus bei Kindern

- Neben dem oben gesagten muß hier die besondere Verletzlichkeit des unteren Harntrakts im Säuglings- und Kleinkindesalter berücksichtigt werden. Ein Katheterismus ist nur in den allerseltensten Fällen überhaupt gerechtfertigt (Klebebeutel- oder Punktionsurin verwenden!)
- Katheterismus im Säuglings- und Kleinkindesalter sowie bei Jungen im Schulalter bei strenger Indikation nur durch erfahrenen Arzt mit

geeignetem Instrumentarium (Katheter von 6 -10 Ch) in Sedierung bzw. Kurznarkose
- Katheterisierung bei Mädchen im Schulalter relativ problemlos möglich durch eine (einfühlsame und geduldige) Schwester

8.9 Katheterpflege

- Möglichst täglich bei allen transurethralen Dauerkathetern
- Reinigung von Eichel und Katheter mit verdünnter Braunollösung
- Panthenolsalbe auf die äußere Harnröhrenöffnung (Meatus)
- Kompresse um den Dauerkatheter legen, mit Pflaster zirkulär umwickeln und mit mäßigem Druck gegen die Penisspitze ziehen („Tropfenfänger")

8.10 Maßnahmen bei nicht entblockbarem Dauerkatheter (Stufenplan, mod. nach Hertle/Roth 1993)

1. Aspiration unter Torsion: Balloninhalt unter leichtem Zug am Katheterende und wechselnder Drehung nach rechts oder links mit der Spritze ansaugen
2. Überdehnungsruptur: weitere Füllung des Ballons mit steriler physiologischer Kochsalzlösung oder Luft; es können Volumina von 70–200 ml benötigt werden; entfernter Katheter muß unbedingt auf Vollständigkeit überprüft werden; sicherheitshalber sollte wenn irgend möglich eine Zystoskopie erfolgen, weil in der Blase liegengebliebene Katheterteile zu Steinen führen; bei Nephrostomiekathetern und Schrumpfblasen ist dieses Vorgehen problematisch bzw. unmöglich
3. Verkürzung der Störstrecke: der Katheter wird ca. 5 cm vor der Harnröhrenöffnung (nicht kürzer,damit sich der DK nicht in die Harnröhre zurückziehen kann!) abgeschnitten
4. Transluminale Sondierung oder Perforation: Vorschieben eines Ureterenkatheter-Mandrins (evtl. auch Mandrin eines CVK oder Angiographiekatheters) über den Füllkanal; führt dies nicht zum Erfolg, kann die Perforation des Ballons auf diesem Weg versucht werden (Katheter muß dann unbedingt auf Vollständigkeit überprüft werden, s.o.)
5. Perkutane Punktion: Nach Auffüllung der Harnblase oder des Hohlsystems Punktion (lange 1er Nadel, PE-Nadel oder Nephrostomie-Punktionsnadel) des Ballons unter Ultraschallsicht und gleichzeitigem leichten Zug am Katheterende zur besseren Fixierung des Ballons.

6. Harpunentechnik: ein mit Gleitmittel gefüllter Zystoskop-Schaft wird über den Katheter bis zum Ballon vorgeschoben; anschließend zwischen Schaft und Katheter ein Ureterenkatheter-Mandrin o. ä. zur Punktion des Ballons (Katheter muß dann unbedingt auf Vollständigkeit überprüft werden, s.o.); meist wird eine Verlängerung des Katheterendes, mit einem stabilen Faden angenäht, erforderlich sein

7. Chemisch induzierte Ballonruptur: wegen möglicher Komplikationen (Zerstörung des Füllkanals und Verletzung der Harnröhre und Blase, Ätherzystitis, Zurückbleiben von Katheterteilen in der Blase) sollte dies zuletzt versucht werden; ausreichende Vorfüllung der Blase unabdingbar; Einspritzen von 2–5 ml Paraffinöl (Äther, Chloroform oder Azeton ungeeignet!) in den Füllkanal; Nachspritzen von sterilem Wasser; Reaktionszeit bei Paraffinöl 20–30 min; Entleerung der Blase und Nachspülen nach gelungener Entfernung; endoskopische Kontrolle und ggf. Entfernung von DK-Resten

8.11 Suprapubischer Katheter

Prinzip

In Lokalanästhesie Einstechen einer großlumigen Nadel (Trokar) ca. 2 Querfinger oberhalb des Schambeins (Symphyse) in die volle (mind. 300 ml) Harnblase und Vorschieben eines Ballon- oder Pigtail-Katheters (wird angenäht) in die Blase (Abb. 22). Diese vorteilhaftere, weil mit weniger Entzündungen behaftete Versorgung bei langfristigem Dauerkatheterismus (vor allem beim Mann) ist Bestandteil vieler urologischer Standardoperationen (TURP, VLAP, Harnröhrensuspensionsoperationen etc.).

Vorbereitung

- Op.-Labor (Gerinnung!)
- Störungen der Blutgerinnung (Marcumar) durch Befragen des Patienten oder der Angehörigen ausschließen
- Aufklärung des Patienten über den Eingriff und Einholen seiner Einwilligung durch den zuständigen Arzt
- Bei vorliegender schwerer Gerinnungsstörung oder bei Blasentumoren sollte kein suprapubischer Katheter (SPK) eingelegt werden

Nachbehandlung

- Am Tag des Eingriffs auf (stärkere) Hämaturie oder Bauchsymptomatik achten

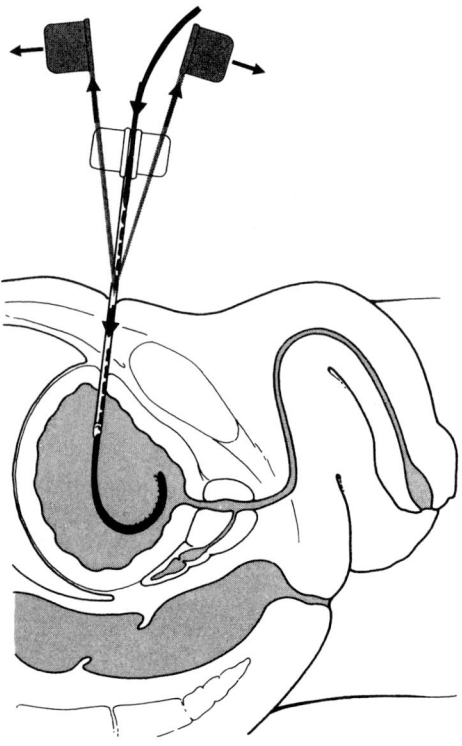

Abb. 22. Suprapubische Zystostomie

- Verbandswechsel jeden 2. Tag (bei Verschmutzung früher); nach einer Wochen nur noch kleinstes Cutiplast-Pflaster oder am besten gar kein Pflaster mehr benutzen
- Ein evtl. zur Annaht benutzter Faden sollte spätestens beim ersten Wechsel, wenn möglich jedoch schon nach 1 Woche (bei Ballonkathetern) entfernt werden; bei Kathetern ohne Ballon muß die Naht zur Fixierung natürlich belassen werden
- Wird ein SPK längerfristig belassen, sollte er monatlich gewechselt werden, um einer Verstopfung und Verkrustung vorzubeugen
- Versorgung mit Kathetereinhandventil zur Vermeidung einer Schrumpfblasenbildung durch Dauerableitung auf Anordnung

Mögliche Komplikationen

- Hämaturie (meist gering und für kurze Zeit, selten mit Koagelabgängen oder stärker)
- Hämatome im Bereich der Punktionsstelle
- Harnwegsinfekt (bei länger liegendem Katheter fast obligat; Antibiose nur bei fieberhafter Exazerbation erforderlich)

- Verletzung von Nachbarorganen (Darm) bei korrekter Technik sehr selten

8.12 Restharnbestimmung

Prinzip

Bestimmung des Flüssigkeitsvolumens, das unmittelbar nach Abschluß einer Miktion in der Blase zurückbleibt (Abrams 1990).

Bestimmungsmethoden

- Üblicherweise sonographisch
- Mittels eines liegenden suprapubischen Katheters (möglichst Patienten einweisen und um Anfertigung eines Restharnprofils bitten: Notieren von Restharnmenge und Zeitpunkt der Miktion)
- Einmalkatheterismus (transurethral oder suprapubisch) oder im Rahmen einer Zystoskopie
- Radiologisch (Restharnaufnahme im Rahmen eines Ausscheidungsurogramms)
- Nuklearmedizinisch

Normalbereich

- $< 15\%$ der maximalen Blasenkapazität (Jonas 1980)
- Für die Alltagsarbeit hat sich die willkürlich gesetzte Grenze von 100 ml für Erwachsene bewährt

Bewertung

- Einmalig erhöht gefundene Restharnwerte erfordern Kontrolle
- Den besten Überblick gibt ein Restharnprofil
- Erhöhter Restharn kann Harnweginfektionen und Blasensteinbildung sowie Schäden am oberen Harntrakt bewirken
- Sonderfälle sind Reflux und Divertikel

8.13 Verbandwechsel

Grundregeln

- Verbandswechsel erfolgt durch den zuständigen Arzt gemeinsam mit einer Schwester oder einem Pfleger; Pflasterwechsel und Verbandswechsel bei suprapubischen Kathetern werden von Schwestern und

Pflegern ausgeführt; in Ausnahmefällen können Verbandswechsel an erfahrene Pflegepersonen delegiert werden, wobei allerdings der delegierende Arzt die Aufsichtspflicht behält und über unerwartete Umstände im Bereich der Wunde unterrichtet werden muß

- Verbandsvisiten sind so zu planen, daß saubere, nichtinfizierte Wunden vor infizierten Wunden verbunden werden
- Händewaschung und -desinfektion vor und nach jedem neuen Verbandswechsel
- Ärzte und Pflegepersonen haben Handschuhe zu tragen (auch zum Entgegennehmen von entfernten Verbänden)
- Der Verbandswagen sollte vom Pflegepersonal wöchentlich anhand einer Checkliste auf Vollständigkeit überprüft und Verbrauchsmaterialien sollten nach jeder Verbandsvisite umgehend ergänzt werden
- Wichtigster Bestandteil des Verbandswechsels sind die Beurteilung und vorsichtige Untersuchung der Wunde; mögliche Befunde lauten z. B.:
  reizlos – gerötet – gespannt – Blutung – Sekretion – Auseinanderklaffen (Dehiszenz) der Wundränder – Überwärmung der Umgebung – Schwellungen unter oder in der Umgebung der Wunde – Eiterung
- Sondierungen einer Wunde und Spreizungen der Wundränder sind ärztliche Aufgaben und haben unter Beachtung der Sterilität zu erfolgen
- Auf Pflasterunverträglichkeiten (Rötung, Blasenbildung) ist unbedingt Rücksicht zu nehmen: Leukosilk, Papierpflaster oder Mullbinden verwenden
- Jeder Verbandswechsel ist vom Pflegepersonal im Krankenblatt zu dokumentieren, wobei auf evtl. besondere Umstände an Wunden eingegangen werden muß
- Saubere, nicht blutende oder sezernierende Wunden bleiben bis zum 2. postoperativen Tag ohne Verbandswechsel; dann erfolgt bis zur Entfernung des Nahtmaterials täglich ein oder bei stärkerer Sekretion zwei Verbandswechsel; völlig durchnäßte Verbände sind außerhalb dieser Regelung sofort zu erneuern
- Pflasterreste in der Umgebung von Wunden sollten schonend mit Wundbenzin entfernt werden
- Allgemeine Empfehlung zur Fäden- bzw. Klammerentfernung:

Zugangsweg bzw. Körperregion	Entfernung des Nahtmaterials am:
Skrotum	5. – 7. postoperativen Tag
Unterbauch	7. postoperativen Tag
Flankenschnitt	8. – 10. postoperativen Tag
Oberbauchschnitt	8. – 10. postoperativen Tag

- Unter besonderen individuellen Umständen (z. B. Platzbauchgefährdung) können hiervon deutlich abweichende Verweilzeiten der Nahtmaterialien erforderlich sein
- Bei der Entfernung von Nahtmaterial ist zu beachten:
  - Fäden vollständig entfernen
  - auf Dehiszenz der Wundränder achten
  - Catgutfäden brauchen nicht entfernt zu werden
  - Die Anweisung zum Entfernen des Nahtmaterials erteilt der zuständige Arzt

Drainagen

- Drainagen: meist Rohrdrainagen, die immer angenäht sind; werden auf Anweisung gekürzt und mit Sicherheitsnadeln gegen verrutschen in die Wunde gesichert; solange ein Sekretbeutel angeschlossen ist, muß die Sekretmenge täglich im Krankenblatt notiert werden; nach größeren Operationen (Nephrektomie, radikale Prostatektomie) können sie gefährliche Nachblutungen anzeigen und müssen daher an den ersten postoperativen Tagen sorgfältig beobachtet werden (Markierungsstriche mit Datum und Uhrzeit am Sekretbeutel)
- Redon-Drainagen: Saugdrainagen, die angenäht sind und mit einer speziellen Sekretflasche, in der ein Unterdruck herrscht, verbunden sind; auf diesen Sog achten (Öffnen der Klemmverschlüsse kann versehentlich vergessen werden); volle Sekretflaschen wechseln (zuständigen Arzt informieren); werden bei unkompliziertem Verlauf am 2. postoperativen Tag nach Abklemmen des Sogs entfernt

Behandlung infizierter („septischer") Wunden

Neben dem oben Gesagten gilt folgendes:
- Verbandswechsel immer am Ende einer Verbandsvisite (s. o.)
- Möglichst räumliche Trennung von nichtinfizierten Wunden herstellen; man muß sich jedoch darüber im klaren sein, daß Wundinfektionen meist vom Patienten selbst, von der Art des Eingriffs oder von den Personen, die den Verbandswechsel ausführen, herrühren
- Möglichst eigenes Einmalmaterial im Patientenzimmer deponieren
- Die Art der Wundbehandlung muß im Krankenblatt dokumentiert sein (Spülungen, Bäder, Salben etc.)
- Abduschen einer Wunde ist hygienischer und umweltfreundlicher als ein Sitz- oder Vollbad, nach dem die Wanne aufwenig desinfiziert werden muß

8.14 Spermiogramm

Prinzip

Untersuchung des männlichen Samenergusses auf Spermienzahl, -formen und -beweglichkeit sowie sonstige Bestandteile.

Ablauf

- Instruktion des Patienten durch den zuständigen Arzt
- Der Samen soll mittels Masturbation (Selbstbefriedigung) gewonnen werden und in dem mitgegebenen Gefäß möglichst vollständig aufgefangen werden
- Vor der Samengewinnung sollten Penis (Vorhaut zurückziehen) und Hände gewaschen werden
- Namen, Geburtsdatum, Datum der Samengewinnung und Uhrzeit der Samengewinnung auf dem Klebeetikett des mitgegebenen Gefäßes notieren
- Kondomsperma ist für diese Untersuchung unbrauchbar, weil hier chemische Stoffe das Ergebnis verfälschen würden!
- Ebenso kann Samen, der durch einen vor dem Samenerguß unterbrochenen Geschlechtsverkehr (Coitus interruptus) gewonnen wird, nicht verwendet werden, da hier die Vollständigkeit der Probe nicht gewährleistet ist und eine Vermengung mit Vaginalsekret eintreten kann
- Vor der Samengewinnung soll eine sexuelle Enthaltsamkeit (Karenz) von 3–5 Tagen eingehalten werden; Abweichungen hiervon sollten dem untersuchenden Arzt mitgeteilt werden
- Unvollständig aufgefangene Spermaproben sollten nicht untersucht werden, da sich hieraus u. U. irreführende Befunde ergeben können
- Der Samen sollte nach 30 min, spätestens jedoch innerhalb von 2 h nach der Gewinnung untersucht werden
- Der Transport des Samens sollte im verschlossenen Auffanggefäß erfolgen; und zwar unter Vermeidung extremer Temperaturschwankungen (Auffanggefäß am besten in der Hosentasche tragen)

8.15 Miktionsprotokoll

Prinzip

Flüssigkeitsaufnahme, Miktionsvolumen und -häufigkeit werden über 24 h bzw. 7 Tage (Abrams 1987) oder 3–5 Tage (Webster) notiert. Ebenso werden Angaben über Drangsymptomatik, Inkontinenz sowie die Anzahl der verwendeten Vorlagen gemacht. Im englischen Sprachraum als „frequency-volume chart" bezeichnet.

Bewertung

- Wichtige Übersichtsuntersuchung, die zuverlässig die funktionelle Blasenkapazität ermittelt und Hinweise auf eine evtl. Polydipsie, gesteigerte Diurese oder eine psychogene Miktionsstörung geben kann
- Zeigt eine verringerte organisch fixierte oder funktionelle Blasenkapazität auf (Schrumpfblase, fortgeschrittener Blasentumor)
- Ggf. Wiederholung als Kontrolle unter Therapie
- Im Fall einer psychogenen Miktionstörung (Ausschlußdiagnose nach eingehender Diagnostik) kann das Miktionsprotokoll (s. unten) therapeutisch im Sinne einer Verhaltenstherapie genutzt werden

Gestaltungsbeispiel (mod. nach P. Alken 1992)

Patient:

Beginn (Datum/Uhrzeit):   Ende (Datum/Uhrzeit):

Uhr-zeit	Trink-menge (ml)	Urin-menge (ml)	Harndrang (ja/nein)	Schmerzen (ja/nein)	Inkonti-nenz	Vorlagen-wechsel
Summe						
Hilfe beim Ausfüllen	**Trinkmenge** Sprudelflasche = 750 ml Tasse = 150 ml Glas = 200 ml Suppentasse = 300 ml Kännchen = 300 ml	**Urinmenge** bitte mit einer graduierten Urinflasche (größere Mengen), einem graduierten Gefäß oder einem Urinbecher (kleinere Mengen) bestimmen	**Harndrang** * = wenig ** = mäßig *** = erheblich	**Schmerzen** * = wenig ** = mäßig *** = erheblich	**Inkontinenz** * = wenige Tropfen ** = gering *** = erheblich	**Vorlagen-wechsel** Anzahl notieren

8.16　Pad-Test

Definition

Einfacher Standardtest zur Objektivierung eines unwillkürlichen Harnverlusts

Ablauf (nach Empfehlung der ICS 1990)

- Dauer ca. 1 h
- Blase nicht entleeren
- Windel wiegen und einlegen
- 15 min sitzen und 500 ml trinken (innerhalb von 15 min)
- 30 min gehen, Treppen steigen
- 15 min Aktivität: (10 mal sitzen und aufstehen, 10 mal kräftig husten, 1 min auf der Stelle laufen, 5 mal Dinge vom Fußboden aufheben, 1 min Hände waschen unter laufendem Wasser)
- Windel (oder urinauffangendes Hilfsmittel) entfernen und wiegen
- Wasser lassen, Menge notieren
- Bei trockener Windel Wiederholung des Tests

Bewertung

Inkontinenzgrad	Urinverlust pro Stunde
1	<2 g
2	2–10 g
3	10–50 g
4	>50 g

- GIH-(Gesellschaft für Inkontinenzhilfe) Klassifikation

Beschreibung	Urinverlust pro Stunde (ml)
sporadisch	bis 10
belastend	bis 25
schwer	bis 50
absolut	>50

- Urinverlust unter 1 g/h gilt als kontinent (experimenteller Fehler)
- Für statistische Analysen sollten nichtparametrische Methoden eingesetzt werden

- Geänderte Aktivitäten (in Abhängigkeit vom Zustand des Patienten) sollten protokolliert werden
- Der Patient sollte während des Tests nicht urinieren, läßt sich die Miktion willentlich nicht verzögern, gilt der Test als abgeschlossen
- Für den ICS-Pad-Test wurde eine Obergrenze des Normalbereichs (99 % Konfidenzgrenze) bis 1,4 g Urinverlust gefunden (Versi und Cardozo 1986); für einen 24-h-Test soll dieser Wert 8 g betragen
- Reproduzierbarkeit des Tests schlecht; 15–45 % der Frauen mit Inkontinenzbeschwerden zeigen ein normales Testergebnis, Pad-Tests mit unterschiedlichem Durchführungsmodus können nicht miteinander verglichen werden
- Ein normaler Test sollte mit Vorsicht interpretiert werden, da er eine Inkontinenz nicht ausschließt
- Ggf. Test wiederholen oder über ein längeres Intervall (z. B. 24 h) beobachten

Protokoll

- Urinauffangende Maßnahmen
- Physischer Zustand des Patienten
- Besondere medizinische Umstände
- Besondere therapeutische Umstände
- Testschema
- Zeitpunkt der Ausführung (z. B. Menses)

Fehlerquellen

- Starke Transpiration
- Vaginaler Ausfluß
- Test sollte nicht während der Menstruation durchgeführt werden
- Patient kann den Test durch willkürliche Miktion in die Vorlage beeinflussen

8.17 TRUS (transrektale Sonographie)

Prinzip

Mit einer speziellen kondomüberzogenen Ultraschallsonde, die über den After in den Enddarm vorgeschoben wird, können Prostata, Blase, hintere Harnröhre, Uterus, Vagina und Rektum beurteilt werden. Diese Technik erlaubt die gezielte Punktion und PE aus interessierenden Arealen unter Ultraschallsicht (Abb. 23).

Eine besondere Vorbereitung ist, abgesehen von der Erklärung der Prozedur für den Patienten, nicht erforderlich.

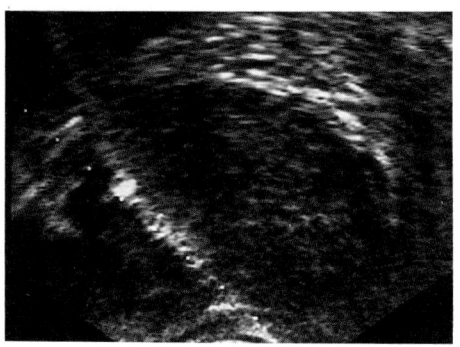

a

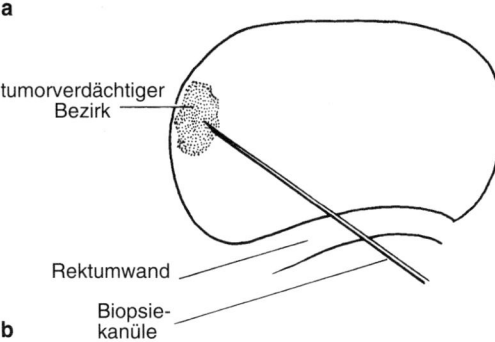

tumorverdächtiger
Bezirk

Rektumwand

Biopsie-
kanüle

b

Abb. 23 a, b. Transrektale
Sonographie und Biopsie bei
Prostatakarzinom.
a Ultraschallbild, **b** Schema

Literatur

Abrams P., R. Feneley, M. Torrens: Urodynamik für Klinik und Praxis. Springer, Berlin Heidelberg New York, 1987.

Abrams P., J.G. Blaivas, S.L. Stanton, J.T. Andersen: Berichte der International Continence Society zur Standardisierung der Terminologie der Funktionen des unteren Harntraktes. Akt Urol 21: I-XIV, 1990.

Alken P., P.H. Walz (Hrsg.): Urologie, VCH, Weinheim Basel Cambridge New York, 1992.

Gaudenz R.: Der Inkontinenz-Fragebogen mit dem neuen Urge- und Streß score. Geburtshilfe Frauenheilkd 39: 748–792, 1979.

Hautmann R., K. Miller, R. de Petriconi, U. Wenderoth: Harnblasenneubildung mit der Ileum-Neoblase. Dtsch Aerztebl 89, Heft 7: B 320–323, 1992.

Hertle L., S. Roth: Maßnahmen bei nicht entblockbarem Dauerkatheter. Dtsch Aerztebl 90, Heft 15: A 1119–1121, 1993.

Hesse A.: Steinfrei durch Nachsorge (Metaphylaxe), Medi Didac-Colleg 7/1993.

Hesse A., J. Joost: Ratgeber für Harnsteinpatienten. Hippokrates, Stuttgart, 1985.

Jonas U., H. Heidler, J. Thüroff: Urodynamik – Diagnostik der Funktionsstörungen des unteren Harntraktes. Enke, Stuttgart, 1980.

Roth S., L. Hertle: Verursacht die Sterilisations-Vasektomie ein Prostatakarzinom ? Dtsch Aerztebl 91, Heft 9: A 588–589, 1994.

Versi E., L.D. Cardozo: Perineal pad weighing versus videographic analysis in genuine stress incontinence. Br J Obstet Gynecol 93: 364–366, 1986.

Webster G. D.: Clinical Urodynamic Workshop, Duke University Medical Center, Department of Urologic Surgery.

Verwendete Abkürzungen, (urologische) Fachwörter

Adipositas	Fettsucht
AFP	Alphafetoprotein; unter anderem Tumormarker für bestimmte Hodentumoren
akut	(lat. Acutus: scharf, bedrohlich) plötzlich auftretend, schnell und/ oder heftig verlaufend
Algurie	schmerzhafte Harnentleerung
Analgetikum	Schmerzmittel
Anaphylaxie	Überempfindlichkeitsreaktion eines sensibilisierten Organismus nach Wiederkontakt mit dem betreffenden Stoff (= Allergen, Antigen)
Anastomose	Verbindung
Anderson-Hynes-Operation	Methode zur Beseitigung der Nierenbeckenabgangsenge durch Entfernen des engen Segments und End-zu-Seit-Anastomose zwischen Harnleiter und Nierenbecken
antegrad	in Flußrichtung
Antibiogramm	Resistogramm, s. dort
Antiphlogistikum	entzündungshemmend und abschwellend wirkendes Medikament
Anurie	Urinproduktion unter 100 ml in 24 h
Ask-Upmark-Niere	seltene Form der Nierenfehlbildung mit segmentaler Hypoplasie einer Niere und arterieller Hypertonie
Atrophie	Rückbildung eines Organs oder Gewebes
AUA	American Urological Association (Urologenvereinigung der USA)
AUG	Ausscheidungsurogramm

AUR	Ausscheidungsurogramm
Austestung	Resistogramm, s. dort
auxiliäre Maßnahmen	nötige Nebeneingriffe (Nierenfistelkatheter, Ureterenkatheter, innere Schiene, offene Operation, Ureterorenoskopie, Zeiss-Schlinge; in ca. 8–10 % der Fälle notwendig) der ESWL (s. dort); von lat. auxiliaris: helfend
BAB	Bougie a boule, s. dort
BB	Blutbild
benigne	gutartig
Beta (β)-HCG	u. a. Tumormarker für bestimmte Hodentumoren
Biopsie	Probeentnahme aus einem Gewebe
Blasenhalssklerose	Einengung des Blasenhalses
Boari-Operation	Überbrückung eines blasennahen Harnleiterdefekts durch einen ausgeklappten Blasenlappen
Bougie a boule	(frz. bougie Kerze) Sonde mit olivenförmiger Spitze von unterschiedlichem, nach Charriere graduiertem Umfang; dient zur Ausmessung der äußeren Harnröhrenöffnung bei der Frau
BPH	benigne Prostatahyperplasie („Prostataadenom")
Bricker-Blase	Ileum-Conduit, s. dort
Burch-Operation	Operation zur Behebung der weiblichen Harninkontinenz, s. dort
Ch	Charriere (offizielle Abkürzung: Charr), s. unten
Charriere	in der Urologie gebräuchliches Außenumfangmaß (nach Joseph Charriere, Instrumentenmacher, Paris, 1853–1940), 1 Charriere = 1/3 mm
Chevron-Schnitt	querer Oberbauchschnitt
chronisch	sich langsam entwickelnd, langsam verlaufend
Coffey-Operation	Einpflanzung der Harnleiter in den Dickdarm (Sigma)
Conduit	ausgeschalteter, ansonsten nicht aufgetrennter Darmanteil, in den die Harnleiter eingepflanzt werden, der dann in einem Urostoma nach außen zur Körperoberfläche mündet

Corpus cavernosum	Schwellkörper des Penis oder der Klitoris
Corpus spongiosum	schwellfähige Gewebeeinheit des Penis aus Eichel und Harnröhre
CT	Computertomogramm
Cunningham-Klemme	abgepolsterte Penisklemme
CVK	s. ZVK
Detrusor	zusammenfassende Bezeichnung für die Harnblasenmuskulatur
Detumeszenz	Erschlaffung des Penis, s. Erektion
Dialyse	physik. Verfahren zur Auftrennung von gelösten Teilchen mit Hilfe einer semipermeablen Membran, das zur Blutreinigung bei Nierenversagen eingesetzt werden kann
Dilatation	Aufweitung
disconnection	engl. Unterbrechung der Verbindung
Dislokation	Verrutschen
Dittel-Stift	Metallstift mit nach hinten stufenweise ansteigendem Umfang und Charriere-Graduierung, kann zur Ausmessung oder zur vorsichtigen Aufdehnung einer Meatusenge verwendet werden
Diurese	Urinproduktion
DK	Dauerkatheter, s. dort
double J	engl., Doppel-J-Schiene: Harnleiterschiene (s. dort)
DSA	digitale Subtraktionsangiographie; computergestützte Röntgenkontrastuntersuchung von Blutgefäßen
Ductus deferens	Samenleiter: Verbindung zwischen Nebenhodenschwanz und prostatischer Harnröhre
Dysurie	erschwertes Harnlassen
E	Einheiten
ED	erektile Dysfunktion (s. dort)
Ejakulation	Samenerguß

EK	Erythrozytenkonzentrat („Konserve")
EKG	Elektrokardiogramm
Elektrolyte	Natrium, Kalium, Kalzium
Emmett-Einteilung	urographische Klassifikation der Harnstauungsniere
EMG	Elektromyogramm: Aufzeichnung der elektrischen Aktivität von Muskelzellen
Endosgel	steriles Gleitmittel für Katheterismus oder Spiegelungen der Harnröhre ohne Lokalanästhetikum; Verwendung bei narkotisierten Patienten
Enuresis	Einnässen, unfreiwilliger Urinabgang; Enuresis nocturna: nachts; Enuresis diurna: tagsüber
Epididymis	(gr. „auf dem Hoden"); Nebenhoden
Epididymitis	Nebenhodenentzündung
Epididymovasostomie	operatives Neuanlegen einer Verbindung zwischen Samenleiter und Nebenhoden, s. dort
erektile Dysfunktion	Impotenz infolge einer Erektionsschwäche
Erektion	Anschwellung und Versteifung des Penis auf mechanisch oder psychisch ausgelösten Reiz mit den Phasen Tumeszenz (Anschwellung), Erektion (Aufrichtung), Rigidität (Versteifung durch muskuläre Kontraktion) und Detumeszenz (Erschlaffung)
ESWL	extrakorporale Stoßwellenlithotripsie (s. dort)
Exsikkose	Austrocknung
F	French, im englischen Sprachraum für Charriere gebräuchliche Einheit (s. dort)
Fäkalurie	Kotbeimengung zum Urin
fertil	fruchtbar
Flötenschnabel	speziell geformte Katheterspitze, die vor allem zur Ausräumung von Blasentamponaden geeignet ist
Foley-Katheter	Ballonkatheter

Fornixruptur	Austritt von (meist kontrastmittelhaltigem) Urin aus dem NBKS, welcher hin und wieder bei Ausscheidungsurogrammen oder retogaden Darstellungen erkennbar wird; heilt meist unter einer Harnableitung über Ureterenkatheter oder perkutaner Nephrostomie rasch und folgenlos aus
Frenulotomie	Durchtrennung eines zu kurzen Vorhautbändchens (s. dort)
Frenulum	Vorhautbändchen
Frenulum breve	(anlagebedingt zu) kurzes Vorhautbändchen
FSH	follikelstimulierendes Hormon; für das Follikelwachstum und die Östrogenbildung im Ovar und die Spermienbildung und -reifung im Hoden notwendig
Funikulitis	Entzündung im Bereich des Samenstrangs
Funikulozele	Flüssigkeitansammlung, nicht um den Hoden herum wie bei der Hydrozele, sondern im Bereich des Samenstrangs
Funiculus spermaticus	Samenstrang; s. dort
G	Gauge (fr.), Eichmaß für Kanülengrößen
Gaudenz-Bogen	von Gaudenz 1979 eingeführter standardisierter Fragebogen zur Unterscheidung zwischen Urge- und Streßinkontinenz
GIH	Gesellschaft für Inkontinenzhilfe
Glucosurie	Zuckerausscheidung im Harn
Gonadotropine	Hormone, welche die Geschlechtshormone Testosteron und Östrogen regulieren
gr.	(alt-)griechisch
Grawitz-Tumor	Nierentumor
Gregoir-Operation	Operation zur Beseitigung eines Refluxes, bei der die Blase nicht eröffnet und der Harnleiter nicht von der Blase abgetrennt, sondern lediglich das letzte Harnleiterstück von außen unter der Blasenmuskulatur versenkt wird
Guide	engl. Führer, im urol. Zusammenhang Führungsdraht

h	Stunde
Hämatom	Bluterguß
Hämaturie	Beimengung von Blut zum Urin, s. dort
Hämaturiekatheter	3-Wege-Blasenspülkatheter (Zulauf, Ablauf, Block), 20 – 24 Ch
Hämofiltration	extrakorporales Blutreinigungsverfahren
Heikel-Parkkulainen-Einteilung	Klassifikation des Refluxes im Miktions-zystourethrogramm
Hodges-Einteilung	differenzierte Klassifikation der Nierenverletzung
Hodson-Trias	Zeichen segmentaler Nierenparenchymnarben im AUR: 1) umschriebene Einziehung der Nierenaußen-kontur, 2) Verplumpung des gegenüberliegenden Kelch-endes, 3) Verschmälerung des dazwischen gelegenen Parenchymsegments
Home-Lappen	vergrößerter Mittellappen der Prostata bei BPH
HPT	Hyperparathyreoidismus
Hutter-Zeichen	syn. Psoasrandzeichen, Psoasrandphänomen: geradlinige Begrenzung des Nierenbeckens nach medial zum Psoas hin; Ausdruck einer atonischen Nierenbeckenerweiterung; zwar nicht charakte-ristisches, aber doch häufiges Zeichen für eine bestehende Entzündung
Hydatide	bläschenförmiges kleines Anhangsgebilde im Bereich des Hodens oder Nebenhodens
Hydrozele (testis)	Flüssigkeitsansammlung in den Hodenhüllen um den Hoden herum
Hypernephrom	Nierentumor
Hypospadie	anlagebedingt an der Unterseite des Penis in unterschiedlicher Lokalisation fehlmündende äußere Harnröhrenöffnung
iatrogen	durch den Arzt verursacht
ICS	International Continence Society (gegründet 1973)

Iglesias-Resektoskop	s. unter TURP
Ileum-Conduit	syn. Bricker-Blase: die Harnleiter werden in ein ausgeschaltetes Ileumsegment eingepflanzt, das in einem neugebildeten Urostoma an der Körperoberfläche mündet
imperativer Harndrang	zwanghafter Harndrang
Indikation	Begründung zur Anwendung eines bestimmten diagnostischen oder therapeutischen Verfahrens
Infertilität	Unfruchtbarkeit
Inkontinenz	unfreiwilliger Urinabgang
in situ	in natürlicher Lage, im Körper
Instillagel	steriles Gleitmittel für Katheterismus oder Spiegelungen der Harnröhre mit Lokalanästhetikum
interstitielle Zystitis	chronische, meist ungünstig verlaufende nichtbakterielle Zystitis unklarer Ursache
intraoperativ	während einer Operation
intrarenal	in der Niere gelegen
inzidentiell	sog. inzidentielles Prostatakarzinom als Nebenbefund bei benigner Prostatahyperplasie; lat.-frz.: v.a. Details einer Sache bezogen; engl. incidental: beiläufig, zufällig
IPP	Induratio penis plastica, Peyronie-Krankheit: Bindegewebserkrankung der Schwellkörper unklarer Ursache mit Penisverkrümmung und Erektionsstörungen
IPSS	International Prostate Symptom Score; Standardfragebogen zur Erfassung von Beschwerden durch Prostatavergrößerung
Ischurie	Harnverhalt (s. dort); Ischuria paradoxa: Überlaufinkontinenz
Ivanissevich-Zeichen	gilt als positiv, wenn sich eine Varikozele nach Ausstreichen der Samenstrangvenen im Liegen und Kompression des äußeren Leistenrings nach dem Aufstehen nicht wieder füllt, solange komprimiert wird
IVP	i.v. Pyelogramm: Ausscheidungsurogramm

Kallmann-Syndrom	klinisches Syndrom mit u. a. Anosmie (Unfähigkeit zu riechen) und Pubertas tarda (verzögerte Pubertät)
Klinefelter-Syndrom	Mann mit 47, XXY-Chromosomensatz: Gynäkomastie, kleine Hoden und Erhöhung der Gonadotropine (von Klinefelter, Reifenstein und Albright 1942 beschrieben), immer Infertilität
KM	Kontrastmittel
Kolon-Conduit	die Harnleiter werden in ein ausgeschaltetes Kolonsegment eingepflanzt, das in einem neugebildeten Urostoma an der Körperoberfläche mündet
Kondom-zystoskopie	s. unter Zystoskopie
kongenital	angeboren
Konkrement	feste Masse, Stein
Kontraindi-kation	Umstand, der eine bestimmte Behandlung oder Untersuchung verbietet
KTW	Krankentransportwagen
K-Urin	mittels (Einmal-)Katheter entnommene Urinprobe
lat.	lateinisch
LH	Luteinisierungshormon; im Hypophysenvorderlappen gebildetes Hormon, das die Bildung der männlichen und weiblichen Sexualhormone und die weiblichen Zyklusabläufe beeinflußt
Lich-Gregoir-Operation	s. Gregoir-Operation
Litholapaxie	Steinzertrümmerung
Lithotripsie	operative oder nichtoperative Harnsteinzertrümmerung
Looposkopie	engl. Loop: (Darm-)Schlinge; Spiegelung eines aus Darm gebildeten Hohlraums (Ileum-Conduit, Neoblase, Pouch etc.)
low dose	niedrige Dosis
Lymphadenektomie	Lymphknotenentfernung

Lymphozele	Ansammlung von Lymphflüssigkeit
M.	Morbus (Krankheit)
maligne	bösartig
Marshall-Marchetti-Operation	Operation zur Behebung der weiblichen Harninkontinenz, s. dort
MCU	Miktionszystourethrogramm
Meatus	lat. Gang; urolog.: äußere Harnröhrenöffnung
Meatusenge	s. Meatusstenose
Meatusstenose	angeborene oder erworbene Verengung der äußeren Harnröhrenmündung
Meier-Weigert-Regel	auch Weigert-Regel: bei vollständiger Doppelbildung von Niere und Harnleiter gehört das medial und tiefer gelegene Ostium zur oberen Nierenanlage und das lateral und höher gelegene Ostium zur unteren Nierenanlage
Mercier-Katheter	Katheter mit stumpfwinklig abgebogener Spitze
Metaphylaxe	Verhindern des Wiederauftretens einer Erkrankung
Miktion	Wasserlassen
Miktionsprotokoll	s. dort
M. Milroy	angeborene Elephantiasis (monströse Vergrößerung) des Skrotums
min	Minuten
Moormann-Ring	angeborene bulbäre Harnröhrenenge beim Knaben
Morgagni-Hydatide	s. Hydatide
NBKS	Nierenbeckenkelchsystem
Nelaton-Katheter	Katheter mit gerader Spitze
Neoblase	Neubildung einer Ersatzblase aus ausgeschalteten Darmanteilen mit Anschluß an den Harnröhrenstumpf; kein Urostoma erforderlich
Nephroskopie	Nierenspiegelung

Nephroureter-ektomie	Entfernung von Niere und Harnleiter
Nesbit-Operation	operativer Ausgleich einer Penisverkrümmung, s. dort
NFK	Nierenfistelkatheter, Nephrostomiekatheter, s. dort
Niederdruck-TUR	s. unter TURP
Nierenarterien-stenose	erworbene oder angeborene Nierenarterienenge; häufig Ursache einer arteriellen Hypertonie
Niereninsuffizienz	Unfähigkeit der Nieren, die Schlackenstoffe aus dem Blut zu filtern, ablesbar an einer Erhöhung der Retentionswerte (Serumkreatinin und Serumharnstoff)
Nykturie	nächtliche Harnentleerung
Obstruktion	Verschluß / Verlegung eines Hohlorgans
Obturator	Füllstab für hohle Instrumente (Zystoskop, Resektoskop) als Einführhilfe
offener Processus	offener Processus vaginalis (peritonei): Offenbleiben der Verbindung zwischen Bauchhöhle und Hodenhüllen. Ein solcher „offener Processus" wird häufig in Verbindung mit Leistenhoden gefunden und ist die Ursache für Hydrozelen im Kindesalter
Oligurie	Urinproduktion unter 500 ml in 24 h
Orchiektomie	operative Hodenentfernung
Pad-Test	s. dort
Palpation	Tastuntersuchung
Paraphimose	„spanischer Kragen": Die hinter die Eichel zurückgezogene, relativ enge Vorhaut ist infolge Lymphstauung stark angeschwollen und läßt sich nicht mehr ohne weiteres nach vorn über die Eichel streifen, s. dort
PCA	Prostatakarzinom
PCG	Pharmakokavernosographie
PCM	Pharmakokavernosometrie
PDK	Periduralkatheter

PE	Probenentnahme aus Geweben
Penisdeviation	Penisverkrümmung
perioral	um den Mund
periorbital	um die Augenhöhle
perioperativ	vor, während und nach einer Operation
perirenal	um die Niere herum gelegen
perkutan	lat. durch die Haut, im urolog. Sprachgebrauch Eingriffe, bei denen unter Röntgen- und / oder Ultraschallsicht das Nierenbeckenkelchsystem punktiert wird, der Punktionskanal erweitert (dilatiert) und anschließend über diesen Zugang operiert wird
Peyronie-Krankheit	Induratio penis plastica, IPP
Phäochromozytom	seltener katecholaminproduzierender Tumor, der meist vom Nebennierenmark ausgeht
Phallus	gr. Penis
Pharmakodoppler	Injektion von Medikamenten in einen Schwell- körper zur Prüfung der Erektionsfähigkeit (s. SKIT / SKAT) in Kombination mit einer Doppler-Untersuchung der Penisgefäße
Pharmakotestung	Injektion von Medikamenten in einen Schwell- körper zur Prüfung der Erektionsfähigkeit (s. SKIT / SKAT)
Pigtail	engl. Schweineschwanz; geringeltes Ende eines Katheters, das statt eines Ballons den Katheter in einem Hohlraum halten soll (Beispiel: Harnlei- terschiene, Resektions-SPK)
PLAP	plazentare alkalische Phosphatase; u. a. Tumor- marker für bestimmte Hodentumoren
Pneumaturie	Luft- oder Gasbeimengung zum Urin
Politano- Leadbetter- Operation	Methode der Harnleiterneueinpflanzung mit Ver- lagerung des Harnleiters unter die Schleimhaut, s. Harnleiterneuimplantation
Pollakisurie	häufige Harnentleerung
Polydipsie	gr. dipsa: Durst, krankhaft gesteigerter Durst
Polyurie	Harnproduktion von über 2000 ml in 24 h

polyurische Phase	auf eine Anurie / Oligurie folgende Phase des akuten Nierenversagens, die mit der Ausscheidung großer Mengen von gering konzentriertem Urin einhergeht und die bilanzierte Gabe von großen Mengen an Flüssigkeit und Elektrolyten erfordert
Potter-Syndrom	verschiedene Formen angeborener zystischer Nierenveränderungen
Pouch	engl. pouch: Beutel, aus längs aufgetrennten Darmanteilen gebildeter Hohlraum zur Urinaufnahme
präoperativ	vor einer Operation
prävesikal	(im Harnleiter) vor der Blase gelegen
Prehn-Zeichen	(unsicheres) klinisches Zeichen zur Unterscheidung von Hodentorsion (positiv: Schmerzen verstärken sich bei Anheben des Hodensacks) und akuter Epididymitis (Schmerzen verstärken sich bei Anheben des Hodensacks nicht)
Priapismus	schmerzhafte Dauererektion des Penis ohne sexuelle Erregung, s. dort
Prognose	Voraussicht auf den Krankheitsverlauf
prophylaktisch, Prophylaxe	vorbeugend, Vorbeugung
Prostataadenom	veralteter Begriff, der die gutartige Prostatavergrößerung (benigne Prostatahyperplasie, BPH) meint, besser: BPH (s. dort)
Prune-belly-Syndrom	kongenitale Trias aus: 1) Aplasie der Bauchwand 2) Kryptorchismus 3) Mißbildungen des Urogenitaltrakts (Prostataaplasie, Megalourethra) Formen ohne Kryptorchismus sind als „Pseudo-Prune" beschrieben worden
PSA	organspezifischer Marker der Prostata, zur Verlaufsbeobachtung des Prostatakarzinoms geeignet; Erhöhung wird aber auch bei anderen Prostataerkrankungen (Prostataadenom, Prostatitis) beobachtet

Psoas-Hitch-Technik	Überbrückung eines blasennahen Harnleiterdefekts durch einen ausgeklappten Blasenlappen, der am Psoasmuskel fixiert wird; engl. hitch: Haken
PTH	Parathormon
Pyelon	Nierenbecken
Pyeloskopie	Spiegelung des Nierenbeckens
Reflux	Zurückfließen des Urins aus der Blase in den Harnleiter oder in das Nierenbecken bei defektem Ventilmechanismus der Harnleitermündung in die Blase
Reifenstein-Syndrom	wahrscheinl. x-chromosomal erblicher Pseudohermaphroditismus masculinus; Androgenrezeptordefekt und Aromataseüberaktivität; Chromosomenbestand normal männlich; Hypospadie, Hodenatrophie, Azoospermie, Gynäkomastie; stark erhöhte Östrogenwerte bei altersentsprechend normalem Testosteron
Resektoskop	Endoskop mit der Möglichkeit, eine Resektionsschlinge oder andere Instrumente einzusetzen
Resistogramm	Empfindlichkeitsprüfung eines Bakterienstamms nach bestimmten (DIN-) Regeln
Restharn	Flüssigkeitsvolumen, das unmittelbar nach Abschluß einer Miktion in der Blase zurückbleibt
Restharnprofil	Anlegen einer Liste der jeweiligen Restharnwerte für z. B. einige Tage
Retentionswerte	Laborwerte, die eine Niereninsuffizienz anzeigen: Serumkreatinin, Serumharnsäure, Serumharnstoff
retrograd	entgegen der normalen Flußrichtung
Rigidität	Versteifung (des Penis) durch muskuläre Kontraktion, s. Erektion
RR	mit dem Riva-Rocci-Apparat gemessener Blutdruckwert
Samenstrang	Aufhängung des Hodens und Nebenhodens im Hodensack; gebildet aus Samenleiter, Gefäßen, Nerven, Kremastermuskel und Hodenhüllen

s. c.	subkutan
Schleusentechnik	von Wördehoff / Fröhlich entwickeltes Verfahren um mit Hilfe teleskopartig übereinander passenden Schleusen („sterile Strohhalme") schwierige retrograde Manipulationen im Harnleiter durchzuführen
s	Sekunden
Sectio alta	lat. hoher (Blasen-)Schnitt, s. dort
Sedierung	Beruhigung
SKAT	Schwellkörper-Autoinjektionstherapie; Selbstbehandlung der Erektionsschwäche durch Injektion von Medikamenten in einen Schwellköper
SKIT	Schwellkörper-Injektionstherapie
Skopie	umgangssprachlich für Zystoskopie, s. u.
skrotal	im Bereich des Hodensacks
Skrotum	Hodensack
Smegma	talgartige Absonderung der Eichel- und Vorhautdrüsen beim Mann, kann bei mangelnder Hygiene zu Entzündungen führen
Smellie-Einteilung	Klassifikation entzündlich-obstruktiver Nierenschädigungen im Urogramm
Solinger Mischung	Mixtur zur Behandlung von schweren Blasenentzündungen (Bestrahlungsfolgen, Endoxanzystitis etc.): 1 Amp. Solu-Decortin H 25, 1 Amp. Novocain 1 % (2 ml) bis auf 50 ml ergänzt mit NaCl 0,9 %
spanischer Kragen	Paraphimose (s. dort)
Spasmolytikum	krampflösendes Medikament
SPE	suprapubische Prostataadenomenukleation, s. dort
Spermatozele	vom Nebenhoden ausgehende Zyste, die mit spermienhaltiger Flüssigkeit gefüllt ist
Spermiogramm	Untersuchung des männlichen Samenergusses, s. dort
Sphinktersklerose	s. Blasenhalssklerose
SPK	suprapubischer Katheter

Splint	Katheter aus dem Nierenbecken oder dem Harnleiter zur Körperoberfläche (meist durch eine Op.-Wunde)
Stäubli-Stopfen	Kathetereinhandventil
Staging	(Untersuchungen zur Feststellung des) Stadium(s) einer Tumorerkrankung
Steinstraße	Aufstau vieler Steintrümmer hinter einem sog. „Pilotstein" im Harnleiter
Stenose	angeborene oder erworbene Verengung eines Körperkanals oder einer Körperöffnung (gr. stenos: eng)
Stent	Harnleiterschiene, s. dort
Stix	umgangssprachlich für (Eintauch-)teststreifen
Strangurie	(starkes) Brennen oder Schmerzen bei der Harnentleerung
Streßinkontinenz	unwillkürlicher Urinabgang bei körperlicher Anstrengung (Husten, Heben, Lagewechsel etc.)
Striktur	narbige, tumoröse oder entzündliche Verengung eines Kanals (lat. stringere: zusammenziehen); z. B. der Harnröhre oder eines Harnleiters
subkutan	unter die (der) Haut
suprapubisch	über dem Schambein (Os pubis)
Suspensorium	(lat.: Tragbeutel) Tragevorrichtung aus Stoff für den Hodensack in verschiedenen Größen
Tamponade	Ausstopfung von Körperhohlräumen oder Hohlorganen; urol. Blasentamponade: Verstopfung der Harnblase mit Blutkoagel
Testosteron	stärkstes natürliches Androgen (männliches Sexualhormon)
Tiemann-Katheter	Katheter mit einer leicht gebogenen Spitze, die eine leichtere Passage von Harnröhre oder Harnleiter ermöglicht
TNM-System	international standardisierte Klassifikation zur Beschreibung der Ausdehnung bösartiger Tumoren (T) einschließlich Lymphknotenmetastasen (N) und Fernmetastasen (M)
Tourniquet	Schlauchbinde zur Abschnürung

transperineal	durch den Damm
transrektal	durch das Rektum
transurethral	durch die Harnröhre
Trias	Dreizahl
Trigonum vesicae	dreieckiges Areal am Blasenboden, das durch die beiden Harnleitermündungen und den Blasenauslaß begrenzt wird
Tru-Cut-Nadel	spezielle Biopsienadel, zur Entnahme eines Gewebszylinders aus einem Organ
TRUS	transrektale Ultraschalluntersuchung, s. dort
Tumeszenz	Anschwellung des Penis, s. Erektion
TUR	transurethrale Resektion
TURB	transurethrale Blasenresektion, s. dort
Turner-Syndrom	X0- bzw. X0/XX – Karyotyp; (infantiles) weibliches Genitale mit funktionslosen rudimentären Gonaden (streaks), hypergonadotroper Hypogonadismus; damit assoziiertes Dysmorphie-Syndrom: Sphinxgesicht, Pterygium colli, schildförmiger Thorax; durch Östrogenmangel bedingte Osteoporose
TURP	transurethrale Prostataresektion, s. dort
UCG	Urethrozystogramm; Kontrastmitteldarstellung von Harnröhre und Blase
UK	Ureterenkatheter, s. dort
Urämie	Harnvergiftung, durch Nierenversagen verursachter Anstieg der sonst ausgeschiedenen Schlackenstoffe im Blut
Ureter	Harnleiter
Ureterosigmoidostomie	Coffey-Operation, s. dort
Urethra	Harnröhre
Urethritis	Entzündung der Harnröhre
Urethrozystoskopie	Spiegelung von Harnröhre und Blase, s. dort
urge	engl. (Harn-)Drang

Urge-Inkontinenz	unwillkürlicher Urinabgang, der mit einem Harndranggefühl einhergeht
Urinfistel	Urin ausscheidende, mit Granulationsgewebe ausgekleidete Verbindung zwischen dem Harntrakt und der Körperoberfläche oder Organen, meist nach Operationen oder Verletzungen
Urinom	Urinansammlung in einer Körperregion, wo sie nicht hingehört; meist infolge einer Undichtigkeit im Harntrakt (durch Krankheit oder infolge von Verletzungen oder Operationen am Harntrakt)
Uroflow	Harnflußmessung, s. dort
Urostoma	künstlich geschaffene Körperöffnung über die die Harnentleerung nach Anlage einer Harnleiter-Haut-Fistel, eines Ileum-Conduit, eines Kolon-Conduit oder eines Pouch erfolgt
URS	Ureterorenoskopie (Spiegelung von Ureter und Nierenbecken)
V. a.	Verdacht auf
Varikozele	venöse Krampfadergeflechtbildung im Bereich des Samenstrangs
Vasektomie	Samenleiterdurchtrennung, s. dort
Vasovasostomie	operative (Neu-)Verbindung der Samenleiterenden miteinander, s. dort
Via falsa	lat. „falscher Weg"; durch äußere Gewalt hervorgerufene Blindgänge (z. B. der Harnröhre durch nicht sachgerechten Katheterismus)
VLAP	visuelle Laserablation der Prostata, s. dort
VRR	vesikorenaler Reflux
VUR	vesikoureteraler Reflux
VW	Verbandswechsel, s. dort
Waldeyer-Scheide	Anteile der Blasenwand und des Blasenhalses, die den Ventilmechanismus zwischen Blase und Harnleiter bilden
Weigert-Regel	auch Meier – Weigert – Regel, s. dort
Wilms-Tumor	Nephroblastom, bösartiger Nierentumor mit gehäuftem Auftreten im Kindesalter

Wolff-Gang	Urnierengang, Begriff aus der Embryologie des Urogenitaltrakts
Young-Klappe	Harnröhrenklappe im prostatischen Teil der Harnröhre
Zeiss-Schlinge	spezieller Ureterenkatheter, der mit einem an der Spitze angebrachten Nylonfaden zu einer Schlinge zur Steinentfernung umgeformt werden kann, s. dort
Zirkumzision	Vorhautbeschneidung, s. dort
ZVD	zentraler Venendruck; erlaubt Rückschlüsse auf den Füllungszustand des venösen Systems; Normalbereich 4 – 10 cm H2O
ZVK	zentraler Venenkatheter
Zystitis	Blasenentzündung
Zystoskop	Instrument zur Blasenspiegelung
Zystoskopie	besser: Urethrozystoskopie, Blasenspiegelung, s. dort

Sachverzeichnis